Yair Maimon
Stefan Englert
Hamid Montakab
Gali Stoffman

Behandlung von Schlafstörungen

Yair Maimon
Stefan Englert
Hamid Montakab
Gali Stoffman

Behandlung von Schlafstörungen

Praxisreihe Traditionelle Chinesische Medizin
Band 3

Stefan Englert (Hrsg.)
Josef Hummelsberger (Hrsg.)

1. Auflage 2015
Nachdruck 2020

ISBN 978-3-87569-213-6

Inhaltsverzeichnis

*„Was ist das?
Der Mensch wünscht es sich herbei,
und wenn er es endlich hat,
lernt er es nicht kennen."*

Leonardo da Vinci

*„Schlaf und Wachheit sind als Krankheit zu betrachten,
wenn sie im Übermaß auftreten."*

Hippokrates

*„Süßer Schlaf!
Du kommst wie reines Glück ungebeten,
unerfleht am willigsten."*

Johann Wolfgang von Goethe

Danksagung

Es ist mir ein großes Bedürfnis meinen Mitautoren für ihre inspirierenden Anregungen und Beiträge zu diesem Buch meinen tiefen Dank auszusprechen. Ich danke Yair Maimon für seine wundervollen Beschreibungen der Energetik der einzelnen Akupunkturpunkte und Punktkombinationen und Hamid Montakab für seine Darstellung der westlichen Sichtweise des Phänomens des Schlafens. Darüber hinaus hat er für uns die historisch ältere Herangehensweise von Schlafstörungen über die Dynamik der Acht unpaarigen Leitbahnen sehr anschaulich ausgeführt. Ebenfalls möchte ich Gali Stoffmann für ihren Beitrag zu Schlafstörungen und deren Behandlungsmöglichkeiten bei Kindern danken, der sicherlich eine sehr hohe Praxisrelevanz hat. Außerdem möchte ich Sheizaf Cohen-Gilboa für ihre „Tipps zum Einschlafen" und ihre Unterstützung bei den Punktbeschreibungen danken.

Euch allen vielen Dank für die hervorragende Arbeit und die Bereitschaft, euer Wissen zu teilen. Die exzellente Zusammenarbeit war stets eine Freude und sehr inspirierend für mich.

Ebenso gilt mein Dank Stefan Müller-Gißler und seinem Verlagsteam, die mit ihrer stetigen Unterstützung eine unentbehrliche Hilfe waren, wie auch meinem Mit-Herausgeber Josef Hummelsberger, der durch seine fundierten Rückmeldungen meinen Blickwinkel immer wieder erweitern konnte.

Ravensburg, April 2015 Stefan Englert

Zum Gebrauch dieses Buches

Wir sehen die Verwendung dieses Buches sowohl als Grundlagenbuch zu dem Beschwerdebild Schlafstörungen, aber vor allem auch als Praxisbuch, in dem der Therapeut schnell etwas zu dem Thema Schlaflosigkeit nachlesen möchte. Daher werden Sie beim Lesen dieses Buches feststellen, dass wir immer wieder Merkmale verschiedener Akupunkturpunkte bewußt mehrfach, auf die spezielle Diagnose zugeschnitten, aufgeführt haben. Dies hat den Zweck, dass Sie auch beim punktuellem Nachschlagen einzelner Beschwerdebilder schnell und effizient wichtige Informationen zu den einzelnen Akupunkturpunkten zur Hand haben.

Einführung

Schlaf ist ein komplexes Phänomen. Westliche Wissenschaftler haben bislang viele Theorien, aber kaum Erklärungen für den Grund und die Modalität des Schlafvorganges und noch weniger für das Träumen. Im Gegensatz dazu ist die Chinesische Medizin seit Jahrhunderten von dem Phänomen des Schlafes und des Träumens fasziniert gewesen. Aus der chinesisch-medizinischen Sicht spiegelt der Schlafvorgang die innere Physiologie direkt wider. Erstaunlicherweise scheinen die meisten der modernen wissenschaftlichen Feststellungen über den Schlaf die historischen chinesischen Theorien zu bekräftigen und zu bestätigen. Der Schlaf-Wach-Zyklus ist der wichtigste circadiane Rhythmus des Menschen und ein ausgezeichneter Indikator des inneren Gleichgewichts und der Gesundheit. Nicht nur ein guter Schlaf ist unabdingbar für die Gesundheit, auch das Analysieren des Schlafs liefert uns eine sehr gute Vorstellung der inneren Balance der seelischen Instanzen und der Organe.

Schlafstörungen verschiedenster Art sind sehr häufig, besonders die so genannte Schlaflosigkeit, welche 30% bis 40% der Bevölkerung betrifft. Unangemessene Behandlungen der Schlaflosigkeit können leicht eine gelegentliche Schlaflosigkeit in eine chronische umwandeln, welche oft zum regelmäßigen Gebrauch von Medikamenten führt. Für zahlreiche Patienten wäre eine effektive, medikamentenfreie Therapie wie die Akupunktur eine bevorzugte Behandlungsmöglichkeit.

Obwohl es nun einwandfrei feststeht, dass Schlaf genauso essentiell ist wie Luft, Wasser und Essen, um das Leben zu erhalten, sind die Gründe des Schlafbedürfnisses in den meisten Bereichen immer noch unbekannt. Der Mangel an ausreichendem und erholsamen Schlaf führt zu einer Reihe von gut dokumentierten Manifestationen und über längere Zeit zu dem immer häufiger vorkommenden „Burn-Out"-Syndrom. Die alarmierende Steigerung im Gebrauch von diversen Schlafhilfen und Medikamenten, spiegelt die Zunahme der Schlafprobleme direkt wider. Dies betrifft einen großen Anteil der Bevölkerung, Kinder eingeschlossen. Schlafmittel sind normalerweise nur für kurzzeitige Anwendungen und nur als vorübergehende Maßnahme angezeigt. Unglücklicherweise haben in den meisten chronischen Fällen von Schlaflosigkeit die Patienten über Jahrzehnte

Schlafmittel eingenommen. Die schädlichen Folgen, welche dem gesunden Menschenverstand offensichtlich erscheinen, müssen immer noch wissenschaftlich ausgewertet werden. Es ist daher sehr wichtig, einen einheitlichen und ganzheitlichen Ansatz des Schlafes zu verfolgen. Die folgenden Ausführungen decken die westlichen, neuro-humoralen Theorien und Entdeckungen des Schlafes ab und vergleichen diese mit 2500 Jahre alten chinesischen Konzepten. Es scheint, dass die historischen Medizintraditionen den modernen Menschen immer noch etwas an Weisheit weitergeben können!

1 Westliche Sichtweise von Schlaf und Schlafstörungen

1.1 Westliche Physiologie und Pathologie des gesunden Schlafes

Schlaf wird als natürlicher und regelmäßiger und immer wiederkehrender Zustand von Ruhe für Körper und Geist definiert. Dies ist bei Menschen und Tieren gleichermaßen zu beobachten. Während des Schlafes ist das Bewusstsein verändert. Es erfolgt eine teilweise Unterdrückung der sensorischen Aktivität und fast der gesamten willkürlich aktivierbaren Muskulatur. Der Schlafzustand wird von einer ruhevollen Wachheit dadurch unterschieden, dass die Fähigkeit auf Stimuli zu reagieren, vermindert ist. Hingegen ist Schlaf viel leichter reversibel, als der Winterschlaf oder das Koma. Das Phänomen des Schlafes ist bei allen Säugetieren und Vögel, aber auch bei vielen Reptilien, Amphibien und Fischen, anzutreffen. Bei Menschen, Säugetieren und der beträchtlichen Mehrheit von anderen Tieren, die beobachtet wurden (wie einige Arten von Fischen, Vögeln, Ameisen und Fruchtfliegen), ist der regelmäßige Schlaf sogar überlebenswichtig. Die Funktion und der Mechanismus des Schlafes wird bisher nur teilweise verstanden. Es scheint, dass sowohl Mensch als auch Tier diesen zur Erhaltung ihrer Gesundheit benötigen. Aufgrund seines Einflusses auf die physische und psychische Gesundheit ist der Schlafprozess Gegenstand aktueller Forschung.

1.2 Warum schlafen wir

1.2.1 Die Funktion des Schlafes

Medizinische Wissenschaften haben immer noch keine Erklärung gefunden, warum wir schlafen! Schlafen wir, um uns von der Erschöpfung zu erholen oder vorzubeugen müde zu werden?

Bei den Menschen dauern die Schlafzyklen durchschnittlich von 90 bis 110 Minuten und umfassen vier Phasen. Jede davon hat möglicherweise eine individuelle physiologische Funktion.[*1]

Schlaftabletten, Alkohol und Drogen können verschiedene Stadien des Schlafes induzieren. Dies führt aber zu einem Schlaf, der seine physiologischen Funktionen nicht in der gleichen Weise erfüllt wie ein gesunder Schlaf. Mit anderen Worten, die Person wacht auf und fühlt sich immer noch müde, obwohl sie offensichtlich genügend Schlaf erhalten hat.

Studien zu einem absoluten oder selektiven Schlafentzug bei Menschen und zahlreichen Tierarten haben gezeigt, dass weniger somatische (körperliche) Veränderungen im Körper, sondern überwiegend Störungen des zentralen Nervensystems (ZNS), aufgetreten sind. Hier einige Beispiele von Störungen, die eng mit Schlaflosigkeit verbunden sind:

- physische Ermüdung
- Reizbarkeit
- nervöse Erschöpfung und reduzierte intellektuelle Kapazität, mit vermindertem Gedächtnis
- Minderung von höchsten kognitiven Leistungen, Aufmerksamkeitsdefizit und Hyperaktivitäts-Syndrom (ADHS), verminderte Genauigkeit und verlängerte Reaktionszeit, welche sich als Grund für eine Reihe von Unfällen herausstellte
- Halluzinationen
- beeinträchtigtes, moralisches Urteilsvermögen
- Störungen des Immunsystems
- gesteigertes Risiko von Herzerkrankungen, Bluthochdruck, Diabetes Typ II, Adipositas, Tremor und Schmerz
- verringerte anabolische Aktivität und Unterdrückung von Wachstum und Erneuerung des immunen-, nervalen-, skeletalen- und muskulären Systems

- psychische Erkrankungen wie Depression, Alkoholismus und bipolare Störungen

Es gibt eine Vielzahl von Theorien, um durch Schlafentzug entstandene Störungen zu erklären. Insbesondere werden die Anhäufung von freien Radikalen und verschiedenen Abbauprodukten wie Gammaamino-buttersäure (GABA) oder die verminderte Produktion von Kortisol während des Schlafes, diskutiert. Dies kann negative Folgen für den Alterungsprozess und die emotionale Verfassung eines Menschen während des Tages haben.

Die menschlichen Fähigkeiten sich anzupassen ermöglichten es, den fehlenden Schlaf wieder aufzuholen. So lässt sich tatsächlich nachweisen, dass sich der Körper nach einer Periode von Schlafentzug wieder dadurch rascher regeneriert, indem er die Anteile an Tiefschlaf (N3) und von REM-Phasen (Rapid Eye Movement, Traumschlaf) erhöht. Dies lässt stark vermuten, dass beide dieser Schlafphasen für die Gesundheit des Organismus essentiell sind. Der Tiefschlaf hilft dem physischen Körper sich zu regenerieren, während der REM-Schlaf mehr der Erholung des zentralen Nervensystems gilt. [*2+3]

Bei den folgenden physiologischen Prozessen konnte ihre Verbindung mit dem Schlaf klar aufgezeigt werden.

Wiederherstellung/Erneuerung

- Immunsystem: Schlafmangel beeinträchtigt einerseits die Immunfunktion, auf der anderen Seite verändern gesundheitliche Herausforderungen den Schlaf [*4]. Die meisten Menschen und Spezies steigern ihre Schlafstunden, wenn sie sich von Krankheiten oder Traumata erholen. Außerdem haben alle Spezies, die länger schlafen, höhere Titer an weißen Blutzellen.[*5]

- Wundheilung wird durch Schlafmangel beeinträchtigt. [*6]

Anabolismus und körperliches Wachstum

Anabolische Hormone, inklusive der Wachstumshormone, werden vor allem während des Schlafes ausgeschüttet. Die Erkenntnisse hierzu sind aber noch widersprüchlich. So zeigt eine Studie bei Kindern keinen Einfluss des Schlafes auf das Wachstum.[*7] Hingegen konnte eine andere Studie bei Erwachsenen nachweisen, dass Männer mit einem hohen Anteil von langsamen Schlafwellen SWS (Phase 3) eine größere Ausschüttung an Wachstumshormonen haben, als die mit einem niedrigeren Anteil an SWS.[*8]

Der anabole Effekt des Schlafes scheint verschiedene physiologische Prozesse wie das Immun-, Nerven-, Muskel- und Skelett- System zu betreffen. Jedoch kann der Wachzustand als ein eher kataboler (abbauender) Zustand gesehen werden. Durch die Verstoffwechselung der aufgenommenen Nahrung können freie Sauerstoffradikale entstehen, welche die Zellen schädigen.

Entwicklung des Gehirns (Ontogenese)

Dies findet sehr wahrscheinlich während des REM-Schlafes des Neugeborenen statt.[*9] Tatsächlich besteht ein großer Teil des Schlafes bei den Kleinkindern aus dem REM-Schlaf. Daher wird der REM-Schlaf als ein sehr wichtiger Faktor für die Entwicklung des Gehirns angesehen. Diese These wird außerdem durch die Beobachtung gestärkt, dass Babys, welche zu früh auf die Welt kommen, mehr Zeit im REM-Schlaf verbringen. Diese Theorie deutet darauf hin, dass die Muskelhemmung, welche bei der Gehirnaktivierung während des REM-Schlafes beobachtet wurde, zur Entwicklung des Gehirns dient, indem die Synapsen ohne motorische Rückkoppelung aktiviert werden. Verkürzungen des REM-Schlafes resultieren in Verhaltensproblemen, einer verringerten Gehirnmasse und einer ungewöhnlichen Anzahl an neuronalem Zelltod.[*10]

Erinnerungsverarbeitung und Schlaf

In Studien wurde eine Verbindung zwischen Schlaf und dem Gedächtnis nachgewiesen. Dabei zeigen sich durch Schlafentzug negative Auswirkungen auf die Arbeitsweise des Gedächtnisses bei anspruchsvollen, kognitiven Funktionen wie bei der Entscheidungsfindung und dem episodischen Gedächtnis.(*11)

Das Gedächtnis kann in den verschiedenen Stadien des Schlafes unterschiedlich betroffen sein. Der REM-Schlaf ist für das prozessorientierte Gedächtnis (Langzeitgedächtnis von Fertigkeiten/Fähigkeiten) sehr hilfreich. Wohingegen die Nicht-REM-Tiefschlafphase (SWS) das deklarative Gedächtnis verbessert (Erinnerung von Fakten).(*12)

Den Schlafforschern der Harvard Universität zu Folge scheint der wichtige Teil des Gedächtnisses mit den Dendriten der Nervenzellen verbunden zu sein. So festigen wir während des Schlafes unsere Erinnerung und organisieren unser Wissen. Die Dendriten schicken vermutlich Informationen zum Zellkörper, um neue neuronale Verbindungen herzustellen und um sicher zu gehen, dass keine externen Informationen zu diesen Dendriten weitergeleitet werden.(*13)

1.2.2 Die Struktur des normalen Schlafes

Bei den meisten Arten, Säugetieren und insbesondere bei Vögeln, ist der Schlaf in zwei Hauptgruppen unterteilt:

1. Rapid Eye Movement (REM) und dem
2. Non-Rapid Eye Movement (NREM oder Non-REM-Schlaf).

Jede Gruppe ist durch bestimmte physiologische, neurologische und psychologische Merkmale gekennzeichnet. Die Schlafphasen wurden ursprünglich 1937 von A. L. Loomis beschrieben.(*14) 1953 haben W. Dement und N. Kleitman entdeckt, dass der REM-Schlaf vom Non-REM-Schlaf getrennt ist. Daher klassifizierten sie den Schlaf in vier Non-REM-Phasen und den REM-Schlaf.(*15) Dies wurde 1968 von A. Rechtschaffen und A. Kales in dem „R&K sleep scoring manual" standardisiert.(*16) Die Trennung des Non-REM-Schlafes in vier Stadien mit der Slow-wave-Schlafphase, welche die Stadien 3. und 4. beinhalten. In Phase 3 machen die Delta-Wellen weniger als 50% der gesamten Wellenmuster aus. Dafür stellen sie mehr als die

Hälfte im Stadium 4 dar. Der REM-Schlaf wird gelegentlich auch als Stadium 5 betrachtet.

Die American Academy of Sleep Medicine (AASM) revidierte 2004 die Einteilung der Schlafstadien und nahm einige Änderungen daran vor. Sie teilte den Non-REM-Schlaf in 3 Stadien, N1, N2 und N3, wobei die Letztere die früheren R&K Stadien 3 und 4 umfasst. Diese werden auch der Slow-wave-sleep (SWS) oder Delta-Schlaf genannt.

Die Schlafphasen und andere biophysiologische Variablen des Schlafes werden in spezialisierten Schlaflaboren analysiert und ausgewertet. Dies geschieht mit Hilfe der Polysomnographie. Diese inkludiert die Erfassung der Gehirnwellen mittels Elektroenzephalogramm (EEG), Augenbewegungen durch die Elektrookulographie (EOG) und der Skelettmuskelaktivität durch die Elektromyographie (EMG). Weitere Parameter sind das Elektrokardiogram (ECG/EKG), nasale Luftmessungen, Pulsoximetrie und eine Klangprobe des Schnarchens. In manchen Fällen werden auch nächtliche Erektionen mittels eines Messgerätes (NPT) erfasst.

1.2.3 Schlafphasen

Die folgenden Schlafphasen können mittels Polysomnographie identifiziert werden:

- Phase N1 (früher R&K Phase 0 und 1): Benommenheit und Schläfrigkeit, definiert durch die Übergangsphase zwischen Wachheit und Schlaf. Die Gehirnwellen gehen normalerweise im Wachzustand von einer Alphafrequenz von 8 bis 13 Hz, zu Theta-Wellen bei 4 bis 7 Hz über. Während der N1 Phase verliert der Mensch seinen Muskeltonus und einen Großteil der bewussten Wahrnehmung der äußeren Umgebung. Manchmal können plötzliche Zuckungen und Reflexe beobachtet werden. Manche Menschen erfahren auch hypnagoge Halluzinationen in dieser Phase.

- Phase N2 (R&K Phase 2) wird aufgrund seiner Schlafspindeln (12 bis 16 Hz) und den K-Komplexen identifiziert. Während dieses Stadiums nimmt die muskuläre Aktivität ab und die bewusste Wahrnehmung der äußeren Umwelt schwindet. Diese Phase betrifft 45-55% des gesamten Schlafes bei Erwachsenen und korrespondiert mit dem oberflächlichen Schlaf und mit kurzen Bruchstücken alltäglicher Gedanken.

- Phase N3 (Tief- oder Slow-wave Schlaf, früher R&K Phase 3 und 4) ist durch Delta-Wellen charakterisiert (0,5 bis 4 Hz), diese werden auch Deltarhythmus genannt. Die Effizienz des Schlafes wird nach dieser „Deltaaktivität" bewertet. Parasomnie wie das Schlafwandeln, Schlafreden, Albträume oder Bettnässen geschieht in der N3 Phase.

- REM-Schlaf nach den dabei auftretenden schnellen Augenbewegungen, „Rapid Eye Movement", wird auch als „Paradoxer Schlaf" bezeichnet. Das EEG zeigt eine extreme Aktivität des Gehirns, welche das Phänomen Traum widerspiegelt, der Körper ist dabei nahezu unbeweglich. Es wird vermutet, dass die muskuläre Atonie, eine natürliche Notwendigkeit ist, um die Person vor Selbstschäden zu schützen, wenn die Szenen aus einem lebendigen Traum physisch ausgearbeitet würden. Der REM-Schlaf beläuft sich auf 20-25% des gesamten Schlafes beim menschlichen Erwachsenen. Die Kriterien für den REM-Schlaf beinhalten schnelle Augenbewegungen, genauso wie ein schnelles Niederspannungs-EEG. Der REM-Schlaf nimmt den letzten Teil des Schlafzyklusses von 90-110 Minuten in Anspruch und nimmt mit der Schlafdauer während der Nacht zu.

<table>
<tr><td>Schlaf-Status</td><td>Wellen-Typ</td><td>Physische Zeichen</td></tr>
<tr><td rowspan="2">N1</td><td>Verminderung von Alpha-Wellen (8-13Hz)
Anstieg von Theta-Wellen (4-7Hz)</td><td>Benommenheit
Langsames Rollen der Augen
Partieller Verlust des Muskeltonus
Muskelzuckungen
Gelegentlich hypnagoge Halluzinationen</td></tr>
<tr><td colspan="2">Electroencephalogram (EEG)
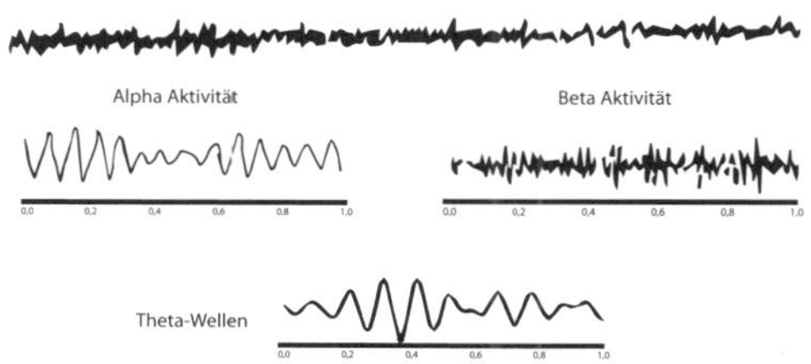
</td></tr>
</table>

N2	Schlaf-Spindeln K-Komplexe	Verminderte Muskelaktivität Verlust der Bewusstheit seiner Umgebung Gelegentlich Fragmente alltäglicher Gedanken Oberflächlicher Schlaf, beträgt ca. 45-55% der Schlafzeit bei Erwachsenen
	Electroencephalogram (EEG) 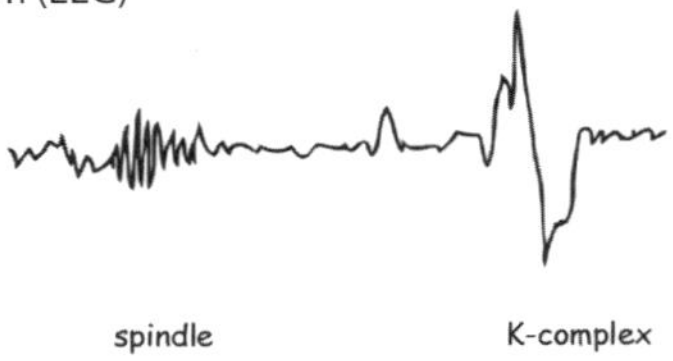 	
N3	Delta-Wellen (0.5-4Hz) Effizienz des Schlafes wird nach der gesamten Delta Aktivität bewertet	Tiefschlaf oder Slow wave Schlaf (SWS) Körperliche Unbeweglichkeit Mögliche Parasomnien (Schlafwandeln, Sprechen im Schlaf, Enuresis, etc.)
	Electroencephalogram (EEG) 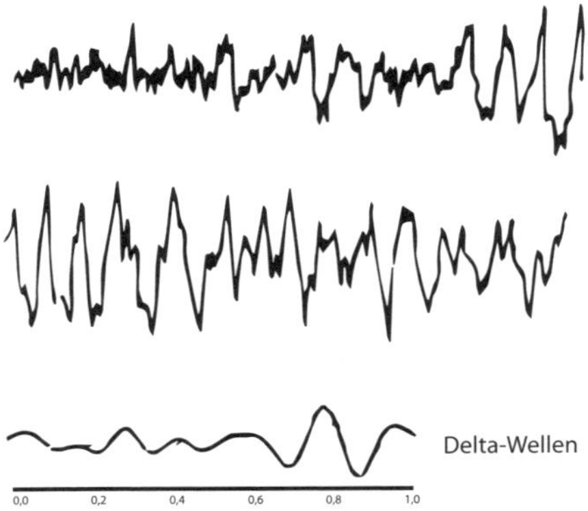 Delta-Wellen	
REM	Kurze, fragmentierte Alpha-Wellen Niederspannung Theta und Beta Aktivität Sägezahn Wellen	Muskuläre Atonie Schnelle Augenbewegungen (REM) Träume REM-Schlaf macht ca. 20-25% der totalen Schlafzeit bei Erwachsenen aus
	Electroencephalogram (EEG) 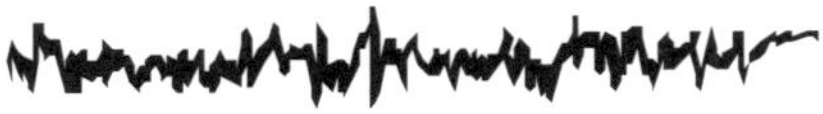	

1.2.4 Der biologische circadiane Rhythmus

Dies ist der Tag- und Nachtrhythmus. Tatsächlich folgen unsere biologischen Funktionen einem circadianen Zyklus, welcher zwei synchronisierenden Einflüssen unterliegt (von innen und außen). Es wäre logisch, dass die innere Uhr denselben Rhythmus wie der äußere Tag-Nacht-Zyklus aufweisen sollte. Bei Studien, bei denen die Probanden von der Außenwelt isoliert waren, konnte sich so ihr eigener innerer Rhythmus entwickeln. Dabei wurde eine Diskrepanz zwischen dem äußeren circadianem Rhythmus und dem endogenem Rhythmus festgestellt. Es stellte sich heraus, dass dieser näher an den 25 Stunden lag, (24,65 Stunden), welcher dem natürlichen solaren Tages-Nacht-Zyklus des Planeten Mars entspricht! (*17+18)

Die ursprüngliche zyklische Uhr bei Säugetieren liegt im supra-chiasmatischen Nukleus (im Hypothalamus). Spezielle photosensitive Zellen, welche in der Retina lokalisiert sind, überliefern Informationen über das Licht zum Hypothalamus. Dieser leitet diese Information wiederum an die Epiphyse weiter. Die Epiphyse produziert Melatonin und der nächtliche Melatonin-Gipfel fördert den Schlaf. Auch die Körpertemperatur präsentiert einen alternierenden Rhythmus, der ungefähr 25 Stunden entspricht. Diese Fakten scheinen zu zeigen, dass es zwei innere Hauptoszillatoren gibt. Es scheint eine Interaktion zwischen dem Schlaf- und dem Körpertemperatur-Rhythmus zu geben. Einzuschlafen hängt mit einer verminderten Körpertemperatur zusammen. Der Tiefschlaf tritt ein, wenn die Temperatur auf dem niedrigsten Stand ist. Das Aufwachen hingegen geschieht in der ansteigenden Phase der Temperaturkurve. (siehe Abb. 1)

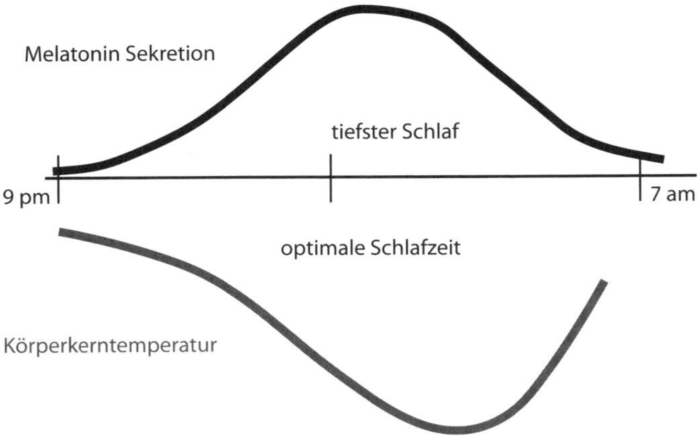

Abb. 1 Optimale Schlafzeit: Der Tiefschlaf tritt ein, wenn der Melatoninwert am höchsten und die Körperkerntemperatur am niedrigsten ist.

Unter normalen Bedingungen spielen die externen synchronisierenden Faktoren eine dominante Rolle. Neben der Veränderung der Kernkörpertemperatur kann ein weiterer Faktor ausgemacht werden, der den inneren „Synchronisierer", die circadiane Uhr beeinflusst, um das Gleichgewicht der Körperfunktionen aufrecht zu erhalten. Dieser zweite Faktor scheint der Neurotransmitter Adenosin zu sein. Er hat die Funktion, zahlreiche Körperprozesse zu blockieren, die mit dem Wachzustand verbunden sind. Adenosin wird im Tagesverlauf produziert und führt beim höchsten Stand zur Schläfrigkeit. Die normale Schläfrigkeit tritt auf, wenn der circadiane Rhythmus Melatonin ausschüttet und die allmähliche Absenkung der Kernkörpertemperatur hervorruft. Der circadiane Rhythmus ist sehr individuell und hängt vom Chronotypus, der Konditionierung und dem Willen einer Person ab. Dies bestimmt für jedes Individuum die optimale Zeit für eine regenerative Schlafphase.

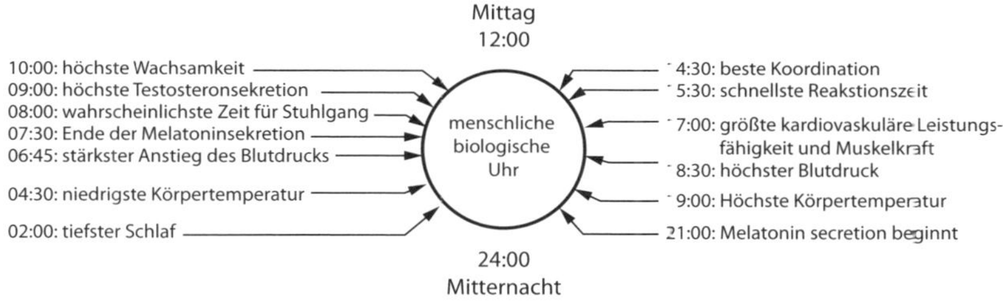

Abb. 2 Die menschliche biologische Uhr (von Yassine Mrabet): Die circadianen Muster von jemandem, der am frühen Morgen aufsteht, gegen 12 Uhr Mittag isst und gegen 22 Uhr ins Bett geht. Der circadiane Rhythmus synchronisiert sich mit der Helligkeit und Dunkelheit des Tages. Andere Faktoren, wie die umgebende Temperatur, Essenszeiten, Schlafpausen, Stress und Aktivitäten, können diese Zeiten beeinflussen.

Neben dem circadianen monophasischen Rhythmus scheint ein zweiter Rhythmus mit einer 12-stündigen Periodizität zu existieren. Dies kann die Müdigkeit oder reduzierte Aufmerksamkeit erklären, welche viele Menschen am Nachmittag erleben. Studien haben gezeigt, dass ein kurzes Nickerchen oder eine Siesta, nicht nur die kognitive Leistung steigern, sondern auch die koronare Sterblichkeit um 37% reduzieren kann[*19]. Dies hat dazu geführt, dass japanische Firmen ihren Angestellten eine kurze Schlafpause von 15 bis 20 Minuten gewähren, was zu einer Steigerung der Wachsamkeit und Leistungsfähigkeit geführt hat.

Der ultradiane Schlafrhythmus

Der Schlafzyklus selbst ist durch kürzere „ultradiane" Zyklen zusammengesetzt. Der ultradiane Zyklus wird durch das Auftreten des paradoxen (REM-)Schlafes definiert, welcher nach einer Phase des normalen nicht-REM-Schlafes auftritt. Normalerweise tritt der REM-Schlaf 90 Minuten nach einem ununterbrochenen Schlaf auf und wird von einer kurzen Wachphase begleitet. Diese ermöglicht uns, dass wir uns an unsere Träume erinnern. Jedoch vergisst der Schläfer die meisten davon, außer denjenigen, die am Ende des letzten Schlafzyklus auftreten.

Paradoxer Schlaf (REM oder Träume) macht 15-20 Minuten des letzten Teils eines jeden ultradian Zyklus aus und scheint diesen Rhythmus zu initiieren. So hat J. Horne in den 80er Jahren die Erkenntnis etabliert, dass Schlaf zwei obligatorische Teile beinhaltet. Dies sind der Tiefschlaf (N3) und der paradoxe (REM) Schlaf, während die anderen Schlafphasen optional sind[*20+21]. Slow-wave Schlaf (SWS) (N3) ist die dominierende Schlafphase während der frühen Nacht. Dies macht ca. 23% des Schlafes aus, wo hingegen der REM-Schlaf in der fortgeschrittenen Nacht mit ca. 24% als der dominante Schlafzustand beobachtet wird.

Die ideale Menge an Schlaf

Nicht so sehr die Länge des Schlafes, als vielmehr die Qualität des Schlafes sind von Bedeutung. Mit anderen Worten die Schlafeffektivität. Die Geschichte lehrt uns, dass es viele Persönlichkeiten gab, die für ihre kurzen Schlafphasen bekannt waren. Der Legende nach schlief Leonardo da Vinci nur alle 4 Stunden 20 Minuten! Die optimale Menge an Schlaf ist nur von Bedeutung, wenn diese in Verbindung mit dem circadianen Rhythmus der jeweiligen Person gesehen wird. Das richtige Timing für den Schlaf ist entscheidend. Falls die Hauptschlafzeit der Person zu einer falschen Tageszeit geschieht, kann dies unpassend und relativ ineffizient sein. Die beste Zeit zum Einschlafen sind mindestens sechs Stunden bevor die niedrigste Körpertemperatur erreicht wird (Abb. 1).[*22]

Idealerweise ist das beste Timing, wenn die beiden circadianen Marker, maximaler Melatonin-Spiegel und die niedrigste Körperkerntemperatur, nach der Mitte der Schlafphase und vor dem Aufwachen liegen.[*23]

Dieser Punkt ist entscheidend, um die negativen Einflüsse des modernen Lebensstiles auf den Schlaf zu verstehen. Der Melatonin-Spiegel beginnt mit der abendlichen Dämmerung und der verringerten Lichtmenge anzusteigen. Ab einen bestimmten Punkt führen das gesteigerte Melatonin zur Schläfrigkeit und der Notwendigkeit zu schlafen. Die tiefste und regenerativste Phase des Schlafs fällt mit der höchsten Melatonin-Ausschüttung und der niedrigsten Kernkörpertemperatur zusammen. Sich kurz vor dem zu Bett gehen hellen (künstlichen) Lichtquellen auszusetzen, besonders Fernseher oder Computerbildschirme, führt zum verzögerten Anstieg des Melatonins. Dies kann zu Einschlafschwierigkeiten, oberflächlichem Schlaf oder Wachphasen während der Nacht führen. Dann wird die Tiefschlafphase erst am Ende der Nacht erreicht, kurz bevor man aufstehen muss. Diese falsche Schlafhygiene, kombiniert mit häufig überhitzten Schlafräumen, hat einen schädlichen Effekt auf den Schlaf unserer fortschrittlichen und industrialisierten Gesellschaft. Dies könnte eine Erklärung für den ansteigenden Bedarf an chemischen Schlafmitteln darstellen.

Das Schlafbedürfnis variiert mit dem Alter und der physischen Kondition. Ein neugeborenes Baby schläft bis zu 18 Stunden, die Hälfte davon im REM-Schlaf. Dieser Anteil nimmt zusehends ab, sodass im Alter von fünf Jahren das Kind ungefähr 12 Stunden, dann mit nur 2 Stunden an REM-Schlaf, verbringt.

Alter und Kondition	Durchschnittliche Dauer an Schlaf pro Tag
Neugeborene	bis zu 18 Stunden
1–12 Monate	14–15 Stunden
1–3 Jahre	12–14 Stunden
3–5 Jahre	11–13 Stunden
5–12 Jahre	10–11 Stunden
Jugendliche	8,5–9,5 Stunden [*23]
Erwachsene, inklusive Senioren	7–9 Stunden
Schwangere	8 Stunden

1.2.5 Konsequenzen von unangemessenem Schlaf

Die amerikanische nationale Schlafforschung definiert sieben bis neun Stunden Schlaf für einen Erwachsenen als Optimum. Von einem ausreichenden Schlaf profitieren geistige Wachheit, Gedächtnis, Problemlösungen und die Gesundheit insgesamt. Außerdem reduziert er das Risiko von Unfällen.[*24]

Tatsächlich sinkt die kognitive Leistung bei weniger als sechs Stunden Schlaf ab.[*25]

Eine Studie wurde 1965 mit 4700 Menschen aus Kalifornien über einen Zeitraum von 9 Jahren durchgeführt. Hierbei konnte gezeigt werden, dass nicht nur Kurzschläfer (weniger als 5,5 Stunden) ein erhöhtes Sterblichkeitsrisiko von 30% aufweisen, sondern dies auch bei Langschläfern (über 9,5 Stunden) zutrifft. Eine ähnliche Studie, die mehr als eine Millionen Erwachsene erfasste, wurde von der Universität San Diego durchgeführt. Diese zeigt, dass die am längsten lebenden Menschen jede Nacht eine Schlafdauer von sechs bis sieben Stunden hatten.(*26) Eine andere Studie zeigte, dass „ein Schlaf von mehr als 7 bis 8 Stunden am Tag mit einer durchgehend erhöhten Sterblichkeit in Verbindung gebracht wurde".(*27) Es sollte hier angemerkt werden, dass die Korrelation von verringerter Sterblichkeit und geringerer Schlafdauer nur dann beobachtet wurde, wenn die Personen natürlich aufwachten. Dies war jedoch nicht bei denjenigen der Fall, die durch einen Wecker geweckt wurden.

Britische Forscher fanden heraus, dass Schlafmangel das Risiko an kardiovaskulären Erkrankungen zu sterben verdoppelt; aber auch zu viel Schlaf kann das Risiko zu Sterben verdoppeln.(*28)

Wenig Schlaf wurde auch als Risikofaktor für Gewichtszunahme, Bluthochdruck und Typ 2 Diabetes angesehen, welcher zum Tode führen kann. Jedoch wurde bei Langschläfern kein möglicher Mechanismus für eine erhöhte Sterblichkeit erkannt. Einige deutsche Studien haben eine gesteigerte Herzinfarkt-Rate bei Patienten mit Schlafschwierigkeiten entdeckt, besonders bei bestehender obstruktiver Schlafapnoe. Deshalb raten einige Kardiologen ihren Patienten ihren Schlaf in einem Schlaflabor überprüfen zu lassen, um diesen wichtigen Risikofaktor (inadäquater Schlaf) zu reduzieren.(*29+30)

Die Schlafqualität hat auch einen Einfluss auf chronische Schmerzen.(*31)

Des Weiteren sind Schlafschwierigkeiten eng mit psychiatrischen Störungen wie Depressionen, Alkoholismus und bipolaren Störungen verbunden. Bei bis zu 90% der Patienten mit Depressionen wurden Schlafstörungen gefunden.

1.2.6 Paradoxer Schlaf: Träume

Der am meist faszinierende und bis jetzt am wenigsten verstandene Teil des Schlafes ist zweifelsohne der paradoxe Schlaf oder das Träumen. Die Träume kommen meistens im REM-Schlaf und scheinen mit der Pons („Brücke") verbunden zu sein. Dieser ist ein Teil des Hirnstamms, der sensorische Informationen zwischen Kleinhirn und Großhirn vermittelt, aufsteigende Erregungen kontrolliert und die Atmung reguliert.[*32] Jedoch glauben einige, dass verschiedene Anteile des Gehirns beim Traumprozess involviert sind.[*33] Während des REM-Schlafes werden verschiedene Neurotransmitter vollständig unterdrückt, was die Motoneurone blockiert. Ein Zustand, der als REM-Atonie bekannt ist. Dies schützt den Träumenden von den ansonsten aus den Träumen entstehenden und möglicherweise gefährlichen Körperbewegungen.

Die neuro-humorale Erklärung von Träumen ist eine von vielen Hypothesen, die als Funktion des Träumens vorgeschlagen wird. Die relevantesten Theorien kommen von psychoanalytischen Schulen. Wie sich bei Sigmund Freud „Die Interpretation von Träumen" widerspiegelt, werden Träume als eine symbolische Ausdrucksform von frustrierten Begierden, welche in das Unterbewusstsein eingedrungen sind, angesehen. In der Psychoanalyse von Freud und Jung wird den Interpretationen von Träumen ein wichtiger Platz zugeteilt. Für Freud ist die Tatsache, dass Träume häufig komplett vergessen werden, ein weiterer Beweis für ihren verhinderten und unterdrückten Charakter. Seit 1940 wurde die Priorität jedoch auf objektivere Methoden für das Erforschen von Träumen gelegt.

Wir träumen ungefähr zwei Stunden jede Nacht. Dies macht eine Gesamttraumzeit von sechs Jahren bei einer normalen Lebenserwartung aus. Studien zeigen, dass verschiedene Spezies von Säugetieren und Vögeln REM-Phasen während des Schlafes erleben und denselben Serien von Schlaf-Phasen folgen, wie der Mensch.[*34] Die meisten Träume dauern zwischen 5 und 20 Minuten. Die REM-Schlafepisoden verlängern sich während der Nacht kontinuierlich - mit der ersten Episode als Kürzeste, während sich die folgenden Episoden auf 15-20 Minuten am Ende der Nacht erhöhen. Das Erinnern an Träume geschieht am häufigsten, wenn das Erwachen zum Ende der REM-Phase stattfindet. Die Fähigkeit sich an das Geträumte zu erinnern, hängt mit der Lebendigkeit der Traumvorstellung, deren Farben und Emotionen, zusammen.

Der Trauminhalt scheint für die meisten Menschen die Aufarbeitung von individuellen Erfahrungen der jüngsten Vergangenheit zu sein.

Die visuelle Natur von Träumen reflektiert meistens Erinnerungen und Erfahrungen einer Person. Die häufigsten Emotionen, welche in Träumen erfahren werden, sind negativer Natur und beschäftigen sich mit Angst. Träume mit positiv gefärbten Stimmungen werden oft vergessen, bewirken aber, dass die Person mit guter Laune erwacht. Ungefähr 8-10% der Träume haben einen sexuellen Inhalt, häufiger bei jüngeren Menschen.

Die Trauminterpretation ist Teil einer großen Debatte. Es gibt einige Hinweise, dass verschiedene medizinische Konditionen den Traum beeinflussen können. Vorausahnungen in Träumen wurden von Psychologen mit dem Hinweis auf „Erinnerungs-Verzerrung" in Frage gestellt, wonach die Erinnerungen an den Traum so deformiert würden, damit sie zur realen Lebenssituation passen.

Studien mittels der Positronen Emissions-Tomographie (PET) zeigen zwei Areale des Gehirns, welche stark während des REM-Schlafes aktiviert sind, das limbische (emotionales Verhalten) und das paralimbische System.[*50]

Während des Träumens sind die aktiven Bereiche des Gehirns verantwortlich für:

- Vorstellung (visuelle Rinde); das Traumgebiet auf sich bezogen, metaphorische Sprache (rechte untere parietale Rinde)
- die Übereinstimmung von Traumszenarios in Bezug zu Bedenken und der Entscheidungsinstanz der Person (vorderer Gyrus cingulus)
- Wahrnehmung von körperlichen Bewegungen und Empfindungen (Kleinhirn, Basalganglien)
- Augenbewegungen, Bewusstsein und dem Eindruck wach zu sein (Hirnstamm und Thalamus)

- instinktive Funktionen, Flucht oder Angriff, Anerkennung (rechter Hypothalamus und basales Frontalhirn)

- emotionale Merkmale, Erinnerungen, Zielorientierung, Fokus auf Anomalien und soziales „Ich" (limbische und paralimbische Amygdala, Hippocampus)

Die inaktiven Bereiche des Gehirns erklären die Abwesenheit von anderen Funktionen:

- muskuläre Atonie, Abwesenheit von Körperbewegungen (motorischer Cortex)

- rationale Gedanken und Kontrolle von unangebrachtem Verhalten (präfrontaler, parietaler Cortex)

- sensorische Wahrnehmungen (sensorischer Cortex)

- Erinnerungen und visuelles Gedächtnis (lateraler und präfrontaler Cortex)

- Arbeitsgedächtnis, Wille und Kontrolle (hinterer Gyrus cingulus)

- Sprachverständnis, Bedeutung von Wörtern und Namen (linker unterer parietaler Cortex)

- Unterscheidung zwischen Selbst und Anderen (linker unterer parietaler Cortex)

Die Gehirnfunktionen erschaffen eine Realität, welche aus persönlichen Assoziationen von Erlebnissen, Emotionen, Symbolen und Metaphern gebildet werden. Dort gibt es keine Unterscheidung mehr zwischen einem selbst und den anderen. Die Traumvorstellungen und der Raum, genauso wie die zeitliche Abfolge von Ereignissen, müssen keinem logischen Muster folgen. Auf der anderen Seite sind die physischen und besonders die emotionalen Erwartungen ziemlich real. Sie resultieren in biologischen Antworten im Körper, welche in enormen physischen Bewegungen resultieren würden, wenn sich der Körper nicht in vollkommener Paralyse befinden würde (Abb. 3).

In der Mitte der 80er Jahre hat der Physiologie-Forscher, Dr. Candace Pert die chemische Verbindung zwischen dem Geist, dem Verhalten, dem neuro-endokrinen und dem Immunsystem in Form von Neuropeptiden entdeckt.[*51] Die Wissenschaften der Psycho-Neuroimmunologie oder PNI erklären, dass diese Körper-Geist-Beziehung hauptsächlich eine emotionale Körperkommunikation ist. Mit anderen Worten, unsere Physiologie ist mit unseren Emotionen verbunden. Dr. Pert glaubt, dass „Träume eine direkte Nachricht aus unserem Körper-Geist sind und uns wertvolle Informationen liefern, was bei uns physiologisch und auch emotional los ist".

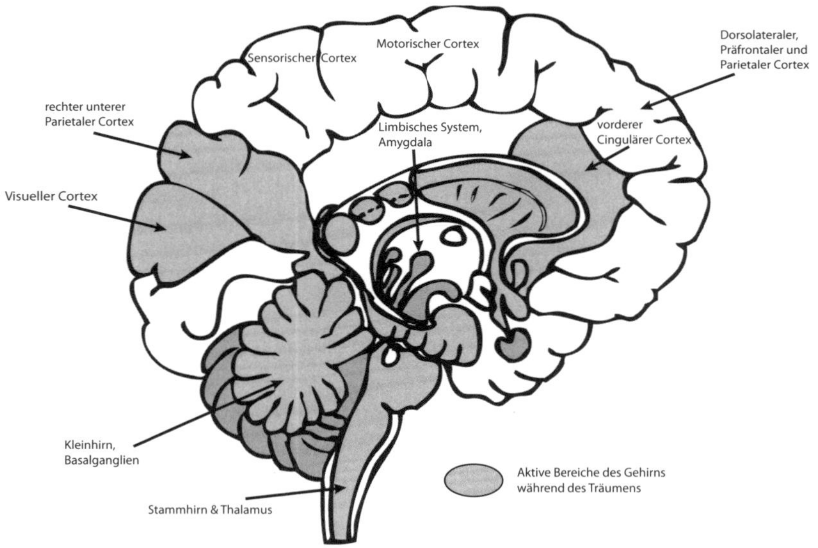

Abb. 3 Aktive Teile des Gehirns während des REM-Schlafes (Hobson und McCarley in Hoss, Dream Language, 2005)

1.3 Schlafstörungen

Schlafstörungen können in Dyssomnien, Parasomnien und sekundäre Schlafstörungen klassifiziert werden.

1.3.1 Dyssomnie

Dyssomnie stellt eine weite Gruppe von Schlafstörungen dar, welche die primäre Schlaflosigkeit und exzessive Schläfrigkeit beinhaltet. Sie sind durch eine Störung der Schlafdauer, der Qualität und dem Timing des Schlafes charakterisiert. Es gibt über 30 Arten von Dyssomnien, welche in intrinsische, extrinsische und Störungen des circadianen Rhythmus unterteilt werden. Sie beinhalten:

- primäre Schlafstörung: definiert als eine chronische Schwierigkeit einzuschlafen und/oder den Schlaf aufrechtzuerhalten, ohne sichtbaren ursächlichen Grund

- Narkolepsie: ist eine exzessive Tagesschläfrigkeit (EDS), dies gipfelt in einem spontanen, nicht kontrollierbaren, Einschlafen zu unpassenden Momenten

- Schlaf-Apnoe: ist eine Schlafstörung, welche durch Atempausen während des Schlafes gekennzeichnet ist

- obstruktive Schlaf-Apnoe: eine Obstruktion der Atemwege während des Schlafes, begleitet durch Schnarchen, was zu einem Mangel an ausreichendem Tiefschlaf führt

- zentrale Schlaf-Apnoe: hier liegen die Ursachen im Zentralnervensystem selbst, ist jedoch selten

- Hypopnoe-Syndrom: abnormes oberflächliches Atmen oder langsame Atemfrequenz während des Schlafes

- Restless-Legs Syndrom (RLS): manifestiert sich in einem unaufhaltsamen Bedürfnis die Beine zu bewegen. Personen, die an RLS leiden, leiden auch oft an Periodic Limb Movement Disorder (PLMD)

- Periodic Limb Movement Disorder oder Periodische-Gliedmaßen-Bewegungs-Störung (PLMD) wird auch nächtlicher Myoklonus genannt; dies sind plötzliche, unwillkürliche Bewegungen der Arme und/oder Beine während des Schlafes (Treten)

- zeitliche biologische Störungen, besonders Schlafstörungen des circadianen Rhythmus, ist eine Unfähigkeit, zu den üblichen, sozial verträglichen Zeiten einzuschlafen oder aufzuwachen. Diese Personen haben aber kein Problem durchzuschlafen

- situationsbezogene, zeitlich biologische, Störungen: bei Schichtarbeitern (SWSD) und bei Jetlag

- Schlaflähmung ist bei zeitlichen Paralysen des Körpers charakterisiert - meist kurz vor oder nach dem Schlaf. Schlafparalyse kann von visuellen, auditiven oder taktilen Halluzinationen begleitet sein und wird nicht immer als Störung angesehen, außer wenn es sehr ausgeprägte Zustände sind, die oft als Teil der Narkolepsie gesehen werden

- Parasomnie: sind Ereignisse, welche den Schlaf stören wie z. B.: Schlafwandeln, nächtliches Reden, Nachtangst, Bruxismus, Bettnässen oder Sex im Schlaf

1.3.2 Parasomnie

Parasomnie gehört zur Kategorie von Schlafstörungen, welche abnorme und unnatürliche Bewegungen, Verhalten, Emotionen, Wahrnehmungen und Träume beinhalten, die während des Einschlafens, des Schlafens oder zwischen zwei Schlafphasen während des Aufwachens geschehen. Die meisten Parasomnien sind auf partielle Erregungen zurückzuführen, die entweder in den Übergangsphasen zwischen Wachheit und dem NREM-Schlaf, oder zwischen der Wachheit und dem REM-Schlaf, auftreten.

Parasomnie beinhaltet:

- REM-Schlaf-Verhaltensstörungen sind Störungen, bei denen die normale Paralyse während des REM-Schlafes nicht vorhanden oder unvollständig ist. Dies bewirkt, dass die Person Träume ausarbeitet, welche klar, intensiv oder gewalttätig sind

- Nachtschreck oder Nachtangst ist ein abruptes Aufwachen vom Schlaf, mit einem Zustand der Angst (sollte aber nicht mit Albträumen verwechselt werden). Nachtangst betrifft vor allem Kinder und tritt vor Mitternacht auf

- Schlafwandeln oder Mondsüchtigkeit: die Person ist unbewusst in Aktivitäten wie Gehen, Essen oder Anziehen verwickelt, welche normalerweise mit dem Wachzustand assoziiert sind. Früher dachte man, dass Schlafwandler „einen Traum ausarbeiten“, aber diese Theorie konnte sich nicht halten

- Sex im Schlaf oder Sexsomnie ist ein Non-REM-Schlaf (NREM), Erregungs-Parasomnie. Sexuelles Verhalten im Schlaf wird als Variante des Schlafwandelns angesehen, welche die Person dazu bringt, sich sexuell zu betätigen

- Reden im Schlaf oder Somniloquie kann von einfachen Tönen bis zu langen Reden variieren

- Bruxismus ist ein unfreiwilliges Reiben und Verkrampfen der Zähne während des Schlafes

- Nykturie ist ein häufiger Harndrang während der Nacht. Es variiert vom Bettnässen oder der Enuresis, bei welcher die Person nicht aus dem Schlaf erwacht, aber sich die Blase trotzdem entleert

- explodierendes Kopfsyndrom: nächtliches Aufwachen und laute Geräusche hören

Zusätzliche medizinische, psychiatrische oder die Umgebung betreffende Konditionen:

- Psychosen wie Schizophrenie und bipolare Störungen

- Stimmungsstörungen wie Depressionen oder Angst

- Panikattacken

- Alkoholismus

- physischer Schmerz (lumbal oder Nacken)

- Umgebungsgeräusche oder Lichtüberflutung
- Inkontinenz
- endokrine Ursachen wie sie bei hormonellen Veränderungen, oder im Wechsel von prämenstruellen oder menopausalen Übergängen stattfinden

Die häufigsten Schlafstörungen beinhalten die primäre Schlaflosigkeit, die Schlaf-Apnoe, Narkolepsie, periodische Bewegungen der Gliedmaßen (PLMD), Restless-Legs Syndrom (RLS) und Schlafstörungen bei gestörtem circadianen Rhythmus.

Die internationale Klassifikation von Schlafstörungen dokumentiert 88 offizielle Schlafstörungen.[*52]

1.4 Schlaflosigkeit

Schlaflosigkeit ist die am häufigsten vorkommende Störung bei Schlafproblemen. Dies betrifft 30-40% der Erwachsenen und ca. 15-25% der Kinder.

- primäre Schlaflosigkeit
  wird nicht durch andere physische, psychiatrische oder umweltbedingte Konditionen verursacht
- sekundäre Schlaflosigkeit
  wird durch andere intrinsische oder extrinsische Faktoren, Medikamente oder andere eingenommene Substanzen verursacht
- akute Schlaflosigkeit
  ist kurzfristig (kann einige Wochen dauern)
- chronische Schlaflosigkeit
  welche auch die periodische Schlaflosigkeit beinhaltet. Schlaflosigkeit, die mindestens drei Nächte pro Woche und länger als einen Monat andauert

1.4.1 Gründe der Schlaflosigkeit

Die Gründe der akuten Schlaflosigkeit beinhalten oft:

- beträchtlicher Stress im Leben (arbeitsbezogener Stress, Verlust oder Wechsel der Arbeit, Tod eines geliebten Menschen, Scheidung, Umzug)
- Krankheit und Leiden
- emotionale oder physische Beschwerden
- umweltbedingte Faktoren wie Lärm, Licht oder extreme Temperaturen (heiß oder kalt), welche den Schlaf stören
- Medikamente (zum Beispiel solche, die verwendet werden, um Erkältungen, Allergien, Depressionen, erhöhten Blutdruck und Asthma zu behandeln)
- Beeinträchtigungen des normalen Schlafablaufs (Jetlag oder ein Wechsel von Tag- zur Nachtschicht)

Die Gründe für chronische Schlaflosigkeit beinhalten:

- Depressionen und/oder Angst
- chronischer Stress
- Schmerz oder Unwohlsein in der Nacht

Ein wichtiger Faktor, der Schlaflosigkeit verursacht, ist eine falsche Schlafhygiene. Darunter fallen unregelmäßige Schlafgewohnheiten, der Effekt von stimulierendem Essen, Getränken und Drogen, stimulierende Aktivitäten vor dem Schlaf und unkomfortable Schlafumgebung, wie auch der negative Einfluss von starken Lichtquellen (TV- und Computerbildschirmen).

Stimulanzien und Beruhigungsmittel:

- Koffein ist ein Antagonist von Adenosinrezeptoren und verlangsamt die Wirkung der Hormone, die im Gehirn zur Schläfrigkeit führen. Koffeinsensibilität ist individuell verschieden, aber sein stimulierender Effekt kann bis zu 12 Stunden dauern. Es kann eine schnelle

Reduzierung der Wachsamkeit verursachen, wenn die Wirkung nachlässt.

- Energy Drinks wirken ähnlich wie Koffein. Einige Menschen können sogar unter Schlafstörungen leiden, wenn sie Vitamine wie Vitamin C oder Minztee zu sich nehmen
- Arzneimittel, welche Amphetamine enthalten
- Kokain
- Alkohol verursacht initial Schläfrigkeit und wird deshalb gewöhnlicher Weise verwendet, um den Schlaf zu verbessern. Jedoch wirkt er später in der Nacht gegenteilig und kann dann den Schlaf massiv stören
- manche Beruhigungsmittel wie Barbiturate wirken ähnlich wie Alkohol

1.4.2 Behandlung von Schlafstörungen aus Sicht der westlichen Medizin

Die Behandlungsmöglichkeiten für Schlafstörungen kann man in vier Kategorien einteilen:

1. verhaltens- und psychotherapeutische Behandlungen
2. Rehabilitation/Management
3. Medikation
4. andere somatische Behandlungen

Exkurs: Schlafstörende Arzneimittel – Sedativa, Tranquilizer und Hypnotika

Schlaffördernde Arzneistoffe, wie Benzodiazepine, werden oft wegen ihrer geringen Toxizität eingesetzt. Andere Arzneimittel wie Anxiolytica, Antidepressiva oder Neuroleptika werden auch für die Behandlung von Schlafstörungen verwendet. Leider haben diese Arzneimitteltherapien häufig Nebenwirkungen, wie Gewöhnung, Abhängigkeit, Mundtrockenheit, Gang- und Sehstörungen und anderes.[*53-58]

Es ist wichtig zu betonen, dass Schlaf, der durch Schlafmittel hervorgerufen wird, nicht physiologisch und deshalb nicht so erholsam ist:

- Barbiturate und Antidepressiva reduzieren den REM-Schlaf
- Benzodiazepine und Opiate reduzieren den Tiefschlaf (Stage N3). Die Erhöhung der gesamten Schlafzeit erfolgt aufgrund der Erhöhung der Phase N2

Darüber hinaus haben einige Menschen ein sogenanntes rückwirkendes Phänomen erfahren, wenn diese versuchten, Schlafmedikamente abzusetzen. Die folgenden Symptome sind berichtet worden:

- Albträume
- eine Erhöhung der Herzfrequenz und Apnoe durch Schlafmittel
- Amnesie und Aufmerksamkeitsdefizit
- Abhängigkeit und Toleranz für die meisten Produkte
- Toxizität, besonders bei Barbituraten und allen Opiaten, die deshalb seit Mitte der 1990er Jahre unter BTM-Kontrolle stehen

Referenzliste

1. Swierzewski, Stanley J., M.D. (01 December 2000, reviewed 04 December 2007). "Sleep Stages. Overview, Waking, Non-REM, REM, Sleep Cycle, Factors, Age". Sleep Channel, Healthcommunities.com. http://www.sleepdisorderchannel.com/stages/. Retrieved on 2008-02-10.
2. Friedmann J. et al.: Performance and mood during and after gradual sleep reduction. Psychophysiology 1977, 14
3. Gaillard J. M.: Le Sommeil. Ed. Payot Lausanne 1990
4. Zager, A., Andersen, M.L., Ruiz, F.S., Antunes, I.B., & Tufik, S. (2007). Effects of acute and chronic sleep loss on immune modulation of rats [Electronic version]. Regulatory, Integrative and Comparative Physiology, 293, R504-R509.

5. Opp, Mark R. (January 2009). „Sleeping to fuel the immune system: mammalian sleep and resistance to parasites" (Full text, Creative Commons Attribution License). BMC Evolutionary Biology (BioMed Central Ltd.) 9 (8): 1471-2148. doi:10.1186/1471-2148-9-8. http://www.biomedcentral.com/1471-2148/9/8. Retrieved on 2009-06-28.
6. Gumustekin, K.; Seven, B., Karabulut, N., Aktas, O., Gursan, N., Aslan, S., Keles, M., Varoglu, E., Dane S. (2004). „Effects of sleep deprivation, nicotine, and selenium on wound healing in rats" (Abstract). Int J Neurosci 2004;114(11): 1433-42.
7. Jenni, O. G., Molinari, L., Caflisch, J. A., & Largo, R. H. (2007). Sleep duration from ages 1 to 10 years: Variability and stability in comparison with growth [Electronic version]. Pediatrics, 120, e769-e776.
8. Van Cauter, E., Leproult, R., & Plat, L. (2000). Age-related changes in Slow-wave sleep and REM sleep and relationship with growth hormone and cortisol levels in healthy men [Electronic version]. Journal of the American Medical Association, 284, 861-868.
9. Marks GA, Shaffery JP, Oksenberg A, Speciale SG, and Roffwarg HP. A functional role for REM sleep in brain maturation. Behav Brain Res 69: 1–11, 1995.
10. Mirmiran M, Ariagno RL. Role of REM sleep in brain development and plasticity. In: Maquet P, Smith C, Stickgold R, editors. Sleep and brain plasticity. Oxford: University Press; 2003. pp. 181–187.
11. Turner, T.H., Drummond, S.P.A., Salamat, J.S., & Brown, G.G. (2007). Effects of 42 hr sleep deprivation on component processes of verbal working memory [Electronic version]. Neuropsychology, 21, 787-795.
12. Born, J., Rasch, J., & Gais, S. (2006). Sleep to remember [Electronic version]. Neuroscientist, 12, 410
13. Saper & Stcigold, Nature, 10/05
14. Loomis, Alfred L; Harvey En, Hobart Ga (1937). „III Cerebral states during sleep, as studied by human brain potentials". J Exp Psychol. 21: 127–44
15. Dement, William; Kleitman Nathaniel (1957). „Cyclic variations in EEG during sleep and their relation to eye movements, body motility and dreaming". Electroencephalogr Clin Neurophysiol 9: 673–90.
16. Rechtschaffen A., Kales A., editors. A Manual of Standardized Terminology, Techniques and Scoring System for Sleep Stages

of Human Subjects. Washington: Public Health Service, US Government Printing Office; 1968

17. Wever R.A.: The circadian system of man. Springer, Berlin, Heidelberg, NewYork 1979
18. Scheer FA, Wright KP, Kronauer RE, Czeisler CA (2007). „Plasticity of the intrinsic period of the human circadian timing system". PLos ONE 2 (1): e721.
19. Naska, A., Oikonomou, E., Trichopoulou, A., Psaltopoulou, T. and Trichopoulos, D. (2007). „Siesta in healthy adults and coronary mortality in the general population". Archives of Internal Medicine 167 (3): 296–301. doi:10.1001/archinte.167.3.296. PMID 17296887.
20. HORNE J.: Why we sleep. Oxford university press, Oxford. 1988,45
21. HORNE J.A. et WILKINSON S.: Chronic sleep reduction. Psychophysiology 1985, 22
22. Dijk, Derk-Jan; Steven W. Lockley (February 2002). „[http://jap.physiology.org/cgi/content/full/92/2/852 Functional Genomics of Sleep and Circadian Rhythm Invited Review: Integration of human sleep-wake regulation and circadian rhythmicity]". J Appl Physiol 92 (2): 852–62.
23. Wyatt, James K.; Ritz-De Cecco, Angela; Czeisler, Charles A.; Dijk, Derk-Jan (01 October 1999). „Circadian temperature and melatonin rhythms, sleep, and neurobehavioral function in humans living on a 20-h day". Am J Physiol 277 (4): R1152–R1163
24. „Let Sleep Work for You" provided by the National Sleep Foundation
25. Van Dongen HP, Maislin G, Mullington JM, Dinges DF. The cumulative cost of additional wakefulness: dose-response effects on neurobehavioral functions and sleep physiology from chronic sleep restriction and total sleep deprivation. Sleep. 2003 Mar 15;26(2):117–26
26. Rhonda Rowland (2002-02-15). „Experts challenge study linking sleep, life span". http://archives.cnn.com/2002/HEALTH/02/14/sleep.study/index.html. Retrieved on 2007-04-22.
27. Patel SR, Malhotra A, Gottlieb DJ et al. (2006) Correlates of long sleep duration Sleep 29(7):881-889; cf. Irwin MR, Ziegler M (2005
28. Ferrie, JE; Shipley, MJ; Cappuccio, FP; Brunner, E; Miller, MA; Kumari, M; Marmot, MG (December 2007). „A prospective study of change in sleep duration: associations with mortality in the Whitehall II cohort". Sleep 30 (12): 1659–66. PMC 2276139. PMID 18246975

29. Oldenburg o.: Schlafbezogene Atmungsstörungen bei kardiologischen Patienten - ein ungelöstes Problem. DMW 2010; 135 (5): S. 177
30. Fietze et al.: Versorgung von Patienten mit obstruktiver Schlafapnoe in kardiologischen Praxen und Kliniken. DMW 2010; 135 (5): S. 178-183
31. Horlemann J. : Schmerzverarbeitung, Schmerzgedachtnis und Schlafqualitat. Dtsch Med Wochenschr. 2009 Jul;134 Suppl 4:S127-31. Epub 2009 Jun 24.
32. Hobson, J.A., & McCarley, R. (1977). The brain as a dream state of sex: An activation-synthesis hypothesis of the dream process. American Journal of Psychiatry, 134, 1335–1348.
33. Solms, M. (2000). Dreaming and REM sleep are controlled by different brain mechanisms (23(6) ed.). Behavioral and Brain Sciences. pp. 793-1121
34. Payne J. D. and L. Nadel1 (2004). „Sleep, dreams, and memory consolidation: The role of the stress hormone cortisol". LEARNING & MEMORY: 671-678. ISSN 1072-0502
35. Zhang, Jie (2005). Continual-activation theory of dreaming, Dynamical Psychology. http://www.goertzel.org/dynapsyc/2005/ZhangDreams.htm. Retrieved 2006-03-13.
36. Tarnow, Eugen (2003). How Dreams And Memory May Be Related (5(2) ed.). Neuro-Psychoanalysis.
37. Stickgold R., J. A. Hobson, R. Fosse, M. Fosse1 (November 2001). „Sleep, Learning, and Dreams: Off-line Memory Reprocessing". Science 294 (5544): 1052 - 1057. doi:10.1126
38. Payne J. D. and L. Nadel1 (2004). „Sleep, dreams, and memory consolidation: The role of the stress hormone cortisol". Learning & Memory: 671-678. ISSN 1072-0502
39. Crick, F. & Mitchison, G. (1983) The function of dream sleep. Nature, 304:111-114
40. Tsoukalas; The origin of REM sleep; Dreaming (New York, N.Y.) (ISSN 1053-0797)(EISSN 1573-3351), Volume 22, 2012, Issue 4 ; Pages: 253-283
41. Flanagan O.; Dreaming Souls, Sleep, Dreams and the evolution of the conscious mind ; Oxford University Press 2000; ISBN 9780195142358
42. Wallach JV, Endogenous hallucinogens as ligands of the trace amine receptors: ..., Med Hypotheses(2008), doi:10.1016/j.mehy.2008.07.052

43. Coutts, R (2008). Dreams as modifiers and tests of mental schemas: an emotional selection hypothesis. Psychological Reports, 102, 561-574.
44. Barrett, Deirdre. An Evolutionary Theory of Dreams and Problem-Solving in Barrett, D.L. & McNamara, P. (Eds.) The New Science of Dreaming, Volume III: Cultural and Theoretical Perspectives on Dreaming NY, NY: Praeger/Greenwood, 2007. Books.google.com. Retrieved 2013-04-04.
45. Blechner, M. J. (2001) The Dream Frontier. Hillsdale, NJ: The Analytic Press
46. Revonsuo A., (2006) Inner Presence: Consciousness as a biological phenomenon. Cambridge, MA: MIT Press.
47. Tsai Y.D.(1995). "A Mind-Body Interaction Theory of Dreams
48. Griffin, J and Tyrrell, I (2004) Dreaming Reality: How dreaming keeps us sane, or can drive us mad. Human Givens Publishing, East Sussex. ISBN 1-899398-36-8
49. LaBerge, S. & DeGracia, D.J. (2000). Varieties of lucid dreaming experience. In R.G. Kunzendorf & B. Wallace (Eds.), Individual Differences in Conscious Experience (pp. 269-307). Amsterdam: John Benjamins.
50. Hobson, J.A., & McCarley, R. (1977). The brain as a dream state of sex: An activation-synthesis hypothesis of the dream process. American Journal of Psychiatry, 134, 1335–1348
51. Pert C.; Molecules Of Emotion: The Science Between Mind-Body Medicine Scribner (1999), ISBN 0-684-84634-9
52. American Sleep Disorder Association: International classification of sleep disorders. Rochester Minnesota 1990
53. Buclint T., Baudet T J., Biollaz J.: Concepts pharmacologiques du traitement des insomnies. Med. et Hyg., Suisse 1992,50
54. Copinschi et al.: Effects of short-acting BZD on circadian & sleep related hormonal profiles. Sleep, Vol.13, No.3. New York1990
55. Gaillard J. M.: Le Sommeil. Ed. Payot Lausanne 1990
56. Goldenberg F.: Pharmacologie du sommeil. Physiologie du sommeil. Masson, Paris 1984
57. Mignote E.: Dépendance et sevrage aux benzodiazépines. Bulletin Veille-Sommeil, Janv1991
58. Roy-Byrne P.P., Hommer D.: Benzodiazepine withdrawl: overview & implications for the treatment of anxiety. Am j. Med. 1988,78

2 Sichtweise der Chinesischen Medizin von Schlafstörungen

2.1 Einführung

Schlafstörungen wurden in der langen Geschichte der Traditionellen Chinesischen Medizin nach unterschiedlichen Kriterien eingeteilt und differenziert therapiert.

Historisch gesehen betrachtet die „ältere" Sichtweise der klassischen chinesischen Medizin Schlafprobleme als Störungen der Kommunikation von *weiqi* und den inneren Nähr-Ebenen sowie der Außerordentlichen Leitbahnen (*qijingmai*).

Die Differenzierung gemäß der chinesischen Muster-Beschreibung ist die heute am meisten angewandte Differenzialdiagnose und wird nachfolgend detailliert ausgeführt.

Daneben existiert auch eine vereinfachte Differenzierung nach rein klinischer Präsentation:

- Einschlafstörung
- Durchschlafstörung
- frühmorgendliches Erwachen
- agitierter Schlaf

2.1.1 Einschlafstörung

Einschlafstörungen entstehen dadurch, dass das Yang nicht ins Yin eintreten kann – daher bei Blut-/Yin-Mangel (depletio xue, *xuexu*/depletio yin, *yinxu*). Dies kann auch zu einer Tendenz von „Nachtschwärmerei" führen. Andererseits kann auch durch ein Yang-Pathogen, wie z. B. Feuer-Glut (ardor, *huo*) im FK Herz zu Einschlafstörungen kommen.

Moderne Musterbeschreibung: Blut-Mangel im FK Herz (depletio xue cardialis, *yinxinxue*) oder auch allgemeiner **Blut-Mangel** (depletio xue, *xuexu*).

2.1.2 Durchschlafstörung

Insomnie wird generell begleitet durch Unruhe und Erregung (körperlich und psychisch). Dazu können Träume den Schlaf stören. Das Yin kann den Geist (*shen*) nicht mehr beherbergen.

Moderne Musterbeschreibung: Fehlende Kommunikation von FK Herz und FK Niere. **Herz- und ggf. Nieren-Yin-Mangel** *(depletio Yin cardialis et renalis, xin shen yin xu*).

2.1.3 Frühmorgendliches Erwachen

Yang ist überwiegt Yin, Aktivität überwiegt Ruhe. Wenn dann dazu noch sofort beim Erwachen Gedanken, Ärger und Sorgen erscheinen, kann dies auf eine Yang-Überladung (repletio yang, *yangshi*) im FK Leber (o. hepaticus, *gan*) hinweisen.

Moderne Musterbeschreibung: Fülle im FK Leber: Ursache ist hier meistens eine **Leber-Qi-Stagnation** (o. hepaticus, *gan*) oder aufsteigendes Yang im FK Leber bei Blut-Mangel (depletio Xue, *xuexu*).

2.1.4 Agitierter Schlaf

Sehr unruhiger Schlaf, häufige Albträume, zeigt **Hitze (calor Xue, *re*)** – oft auch sonstige Hitze-Zeichen – das kann auch durch emotionale oder diätetische Faktoren verstärkt werden. Das genaue Syndrommuster unterscheidet sich je nach betroffenen Funktionskreisen (orbes, *zangfu*). Dies kommt auch bei Fieber häufig vor, wenn Hitze ins Blut (calor Xue, *xuere*) eingedrungen ist, ebenso bei **Schleim-Feuer** (calor pituitae, *tanre*), welches den Geist (*shen*) stört.

Die von Hitze besonders häufig betroffenen Funktionskreise sind Magen, Herz, Leber, Gallenblase.

Moderne Musterbeschreibung: Hitze-Fülle (calor repletionis, *shire*). Feuer in den Funktionskreisen Magen, Herz, Leber, Gallenblase oder auch Blut-Hitze (calor xue, *xure*).

2.2 Schlafstörungen aus Sicht historischer Texte

2.2.1 Terminologie

Um Schlafprobleme zu bezeichnen, werden in der Chinesischen Medizin verschiedene Begriffe benutzt:

- Verlust von Schlaf = *shimian*
- Nicht-Schlafen = *bumian*
- Nicht-Schlafen = *bumei* (altertümlich; nicht mehr gebräuchlich)
- „Nicht in der Lage sein, liegen zu bleiben" = *budewo*

Eine wichtige Grundaussage der Traditionellen Chinesischen Medizin lautet: „Der gesunde Geist ist ruhig". Der Geist (*shen*) residiert im Blut (Xue) und Yin. Daher finden wir tagsüber bei allen Formen eines Säfte-Mangels im Herzen Unruhe und Schlafstörungen in der Nacht. Historisch betrachtet finden sich schon sehr frühe Belege dafür, dass sich auch die damaligen Ärzte in China mit dem Thema Schlafstörungen intensiv und sehr differenziert auseinandergesetzt haben.

2.2.2 Aussagen verschiedener Klassiker zu Schlafstörungen

Yellow Emperor's Inner Classic (Huang dì nei jing)

Im 'Inneren Klassiker des Gelben Kaisers' *Huang di nei jing su wen,* Kapitel 10 und *Ling shu* Kapitel 71, finden sich an mehreren Stellen Aussagen zum Thema Schlafstörungen:

So heißt es im *Su wen* in Kapitel 10:

> *„Die Leber speichert Xue, das Herz zirkuliert es. Wenn es in Bewegung ist, bewegt es sich durch alle Gefäße; wenn es ruhig ist, kehrt das Blut in den FK Leber* (xue hepatici, *ganxue) zurück".*

Im *Ling shu* lesen wir in Kapitel 71:

„Wenn Pathogene sich in den Menschen festsetzen, schließen die Augen nicht mehr und man schläft nicht mehr [...]." Und *„Dann musst Du die Leere tonisieren, den Exzess drainieren, Fülle und Leere regulieren um in den Leitbahnen den sanften Fluss zu gewährleisten und die Pathogene herauszubefördern".*

Und im Kapitel 80 des *Ling shu:*

*„Wenn das weiqi (*Wehrenergie, qi defensivum, *weiqi) es nicht schafft ins Yin einzutreten und vom Yang zurückgehalten wird, dann wird das Yang voll; die Yang-Fülle ruft eine Fülle in der Emporziehenden Yang-Leitbahn (yangqiaomai) hervor. Dann ist Yin leer und die Augen können nicht geschlossen bleiben."*

Shang hán lùn und Jīn guì yào luè

Das *Shang hán lùn, Discussion of cold damage,* wurde vermutlich um ca. 220 n. Chr. von Zhang Zhòng-Jǐng verfasst oder zusammengestellt. Hierin werden Krankheitsprozesse im Körper dynamisch aufgefasst und insbesondere das 6-Schichten-Modell vorgestellt. Wir finden hier die "Drei Methoden der Reinigung": Erbrechen (emesis, *tu fa*), das Abführen (purgatio, *xie fa*) und die Diaphorese/Schwitzen (sudatio, *han fa*).

Essentials from the Golden Cabinet, Jīn guì yào luè, wird historisch ebenfalls Zhang Zhòng-Jǐng zugeschrieben, was wörtlich oft mit „Wesentliche Rezepte aus dem Goldenen Kabinett" übersetzt wird. In diesem Text, der oft als der zweite Teil oder die Fortsetzung des *Shang han lun* angesehen wird, beschäftigt sich insbesondere das *bumei*-Kapitel mit Schlafproblemen. Hier finden wir mehrere Aussagen dazu:

„Es kann sein, dass man die ganze Nacht nicht schläft; oder man schläft ein, erwacht aber immer wieder. Dies geschieht, weil shen und hun keinen Frieden haben".

„Gedanken, Besorgnisse und Müdigkeit verletzen FK Herz und FK Milz und führen zu einem energetischen Qi-Mangel (depletio qi, qixu) und einem Absinken des Jing (Struktivpotential jing, jing). Dies verursacht Palpitationen, Rhythmusstörungen und Schlaflosigkeit."

„Gestörter Schlaf mag bei vielen Erkrankungen präsent sein; nichtsdestotrotz, du musst dazu nur zwei Dinge verstehen: Schlaf hat seine Wurzel im Yin, und shen ist sein Meister. Wenn shen in Frieden ist – dann funktioniert der Schlaf. Wenn shen nicht in Frieden ist – dann funktioniert der Schlaf nicht".

Die Gründe für die Schlaflosigkeit sind also:

1. pathogenes Qi stört den Geist (*shen*) oder
2. Yin ist defizient.

Sun Simiao (581-682 n. Chr.) – Qianjin Yaofang - ´Invaluable Prescriptions for Emergencies`

Sun Simiao wird auch als der König des Rezeptierens bewundert. Bei Schlafstörungen sollte man gemäß Sun Simiao auch an folgende Differentialdiagnosen denken: Kälte-Mangel im FK Magen *(algor stomachi, weihan)*, Hitze-Fülle des FK Milz (calor lienalis, *pishire*) und eine Fülle (repletio, *shi*) im FK Herz und FK Dünndarm.

Er schreibt dazu:

„Wenn der Patient kalte Beine hat und nicht schlafen kann, ist das Kälte im FK Magen (algor stomachi, weihan), dazu der leere Puls an der Magen-Position."

Lî Dong-Yuán (1180-1251 n. Chr.) – Die Abhandlung über Milz und Magen (Pi wei lun)

Lî Dong-Yuán mit seinem großen Werk des *Pi wei lun* hat nicht nur für die damalige Zeit eine große Bedeutung, insofern als es die Ideen und Konzepte des bis dahin unantastbaren *Shang han luns* weiterentwickelt hat. Gerade auch in der heutigen Zeit sind seine Aussagen aktueller denn je. Wir finden in dieser Abhandlung über die Mitte zahlreiche Parallelen zu neuester Stoffwechselforschung. Insbesondere drängen sich die neuesten Erkenntnisse zum Insulinstoffwechsel auf, der gemäß Traditioneller Chinesischer Medizin, dem FK Milz (o. lienalis, *pi*) (und der Mitte) unterstellt ist und eine große Bedeutung für einen erholsamen und regenerativen Schlaf hat. Gerade ein hoher nächtlicher Insulinspiegel wirkt antagonistisch auf die Melatonin-Ausschüttung und verhindert nicht nur den Schlaf, sondern lässt auch andere für die Entgiftung und die nächtliche Temperaturabsenkung notwendige Voraussetzungen vermissen.

Lî Dong-Yuán sieht in der Bedeutung von Milz und Magen die zentrale Basis aller Funktionen des menschlichen Lebens. Gesundheit ist, *„...wenn diese beiden Funktionskreise stark und in Harmonie sind. Dieser Mensch besitzt Immunität gegenüber äußeren Pathogenen, egal wie stark diese sein mögen."*

Die drei Schätze

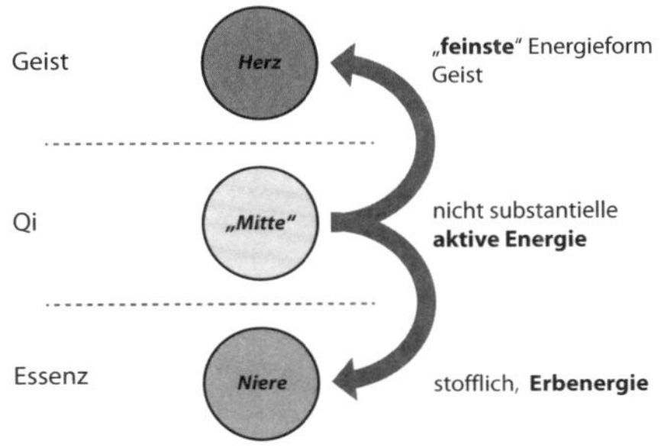

Sein Fazit lautet daher:

1. Ständig auf die Mitte (= FK Milz (o. lienalis, pi) und FK Magen (o. stomachi, wei)) zu achten und sie zu schützen **(Prophylaxe, präventiver Ansatz)**

2. Bei jeder Erkrankung die Mitte immer mitbehandeln – auch wenn andere Funktionskreise (orbes, *zangfu*) betroffen sind! **(kurativer Ansatz)**

Zhu Dan-Xi (1280–1357 n. Chr.)
Von **Zhu Dan-Xi veröffentlichte Werke** sind *Gezhi Yulun* (*Extra Treatises of Investigation*) und *Danxi Xinfa* (*The Essential Methods of Danxi*). Zhu Dan-Xi wird als der Begründer der **Yin-nährenden Therapie** angesehen. Er be-

tont jedoch, bei dem Auffüllen des Yin die Quelle der Yin-Nährung und Schlüsselrolle von Milz und Magen nicht zu vernachlässigen. Berühmte, auf ihn zurückgehende Rezepturen, die vielfach auch bei Schlafstörungen erwogen werden können, sind:

- die „Pille, die die Harmonie erhält" (*Bao he wan*) und
- die „Flucht aus der Einschnürung"-Pille (*Yue ju wan*)

Die typischen und bekannten Rezepte sind die **Pille, die das Yin großartig tonisiert (*Da bu yin wan*)** und andere, die als Grundbaustein für fast alle späteren Rezepturen gegen Yin-Mangel-Hitze (calor depletionis, *xure*) noch heute Verwendung finden: So wird z. B. wird die **Pille mit Anemarrhena & Phellodendri (*Zhi bai di huang wan rehmannia*)** bei Schlafstörungen durch Nieren-Yin-Mangel mit Hitze-Leere eingesetzt.

2.3 **Die Acht Unpaarigen Leitbahnen** (ss. impares, *ji jing ba mai*) **und die Bewegung der Wehrenergie** (qi defensivum, *weiqi*) - ein „altes" Verständnis zur Therapie von Schlafstörungen

Ähnlich zur westlichen Definition korrespondiert der Schlaf im Kontext der Chinesischen Medizin mit der Entspannung des Muskeltonus und des Geistes. Die frühen medizinischen Diskussionen haben das Phänomen des Schlafes mit der Bewegung der Wehrenergie (qi defensivum, *weiqi*) in Verbindung gebracht, begleitet von den Unpaarigen Leitbahnen (ss. impares, *ji jing ba mai*), der Yin- und Yang-Leitbahn (s. ascendens yin, *yin qiaomai* und s. ascendens yang, *yang qiaomai*). Tatsächlich ist das *weiqi* tagsüber für die Aufrechterhaltung des Muskeltonus verantwortlich. Es zieht sich nachts ins Innere zurück und erlaubt so den Muskeln sich zu entspannen. Zur Zeit der Tang Dynastie (7.-8. Jh. n. Chr.) wurden die „Fünf Wandlungsphasen (*wuxing*)" in der chinesischen Physiologie mehr als die Leitbahnen betont. Daher wurde der Schlaf hauptsächlich mit dem Geist (*shen*) in Verbindung gesehen und seiner engen Beziehung zum Blut (Xue) gesetzt. Später, während der Song Dynastie, (10. Jh. n. Chr.) wurde das Funktionskreissystem (orbes, *zangfu*) als Basis der chinesischen medizinischen Physiologie gesehen. Die Funktionskreise und ihre Disharmonien begründen bis heute die Basis der modernen Tradionellen Chinesischen Medizin, welches der Hauptteil dieses Buches betrifft (siehe Kapitel 3).

Eine der Schwierigkeiten beim Verständnis der antiken chinesischen Konzepte ist die Tatsache, dass in alten Texte oft Aussagen ohne wirkliche Erklärungen getroffen wurden. So wird die circadiane Zirkulation der Energie in den Hauptleitbahnen mit der Lungen-Leitbahn begonnen, gefolgt von Dickdarm, Magen, Milz und Herz. Diese Reihenfolge mit der Lungen-Leitbahn als erste Leitbahn legt nahe, dass das Atmen die erste unabhängige Aktion des menschlichen Wesens nach der Geburt repräsentiert. Die nächsten drei Leitbahnen sind mit dem Verdauungsprozess verbunden. Besonders die Dickdarm-Leitbahn spielt eine wichtige Rolle im Flüssigkeitshaushalt. Die ersten vier Leitbahnen werden als die „erste Einheit" gesehen, welche mit dem Überleben und dem Aufrechterhalten des Lebens gesehen werden. Interessanterweise ist die als nächstes beschriebene Leitbahn die des Herzens. Die Hauptfunktion der Herz-Leitbahn wird in der chinesischen Physiologie als „die Behausung des *shen*" beschrieben. Das Konzept des *shen* beinhaltet das Bewusstsein, mentale Aktivitäten, genauso wie psychoemotionale und spirituelle Aspekte. Die Beruhigung und die Unterbrechung des *shen* spielen eine zentrale Rolle bei dem Phänomen des Schlafens. Dass die Herz-Leitbahn gleich nach den lebenswichtigen Funktionen des Atmens und der Nahrungsaufnahme platziert ist, verdeutlicht, dass der Schlaf ebenfalls überlebenswichtig ist.

Da Schlaf ein regelmäßig wiederkehrender Zustand von Ruhe für Körper und Geist darstellt, könnte er als ein somatisches Innehalten von „Sehnen-Muskeln" (nervus, *jin*) und mentaler Ruhe des Geistes (*shen*) gesehen werden.

Um den Schlaf nach der Chinesischen Medizin zu verstehen, muss deshalb der Kontext von Yin und Yang, Qi (*qi*), Blut (Xue), Geist (*shen*), der Funktionskreise (orbes, *zangfu*) und das Leitbahnsystem (*jinglou*) gesehen werden. Als Thema dieses Buches wird die moderne Annäherung der Tradionellen Chinesischen Medizin in Bezug auf Schlafstörungen mit dem Schwerpunkt der Funktionskreise und ihre Verbindung zu den Fünf Wandlungsphasen, besonders auch zu Blut (Xue) und Geist (*shen*), gesehen. Das

Leitbahnkonzept (*jinglou*), besonders die „Außerordentlichen" Leitbahnen und die Bewegung der Wehrenergie (qi defensivum, *weiqi*) wird nun im Folgenden kurz vorgestellt. (Weitere Informationen zu diesem Thema finden Sie in dem Werk von Hamid Montakab, Acupuncture for Insomnia, Thieme Verlag, 2012.)

Zwei Organe spielen in der Regulierung des normalen Schlafs eine zentrale Rolle: Der FK Leber (o. hepaticus, *gan*) und FK Herz (o. cardinalis, *xin*).

In der Chinesischen Medizin spiegelt sich die Auffassung des normalen Schlafs in der verwendeten Terminologie wider: *anmian* = friedlicher Schlaf.

an 安	still, friedlich, ruhig (wie beim Beruhigen des Geistes)
mian 眠	Schlaf (besteht aus den Schriftzeichen für Auge und Gemeinschaft)

Diese Begriffe deuten eine ruhige Vereinigung mit dem Selbst, möglicherweise durch Träume und innere Visionen, an.

2.3.1 Yin/Yang

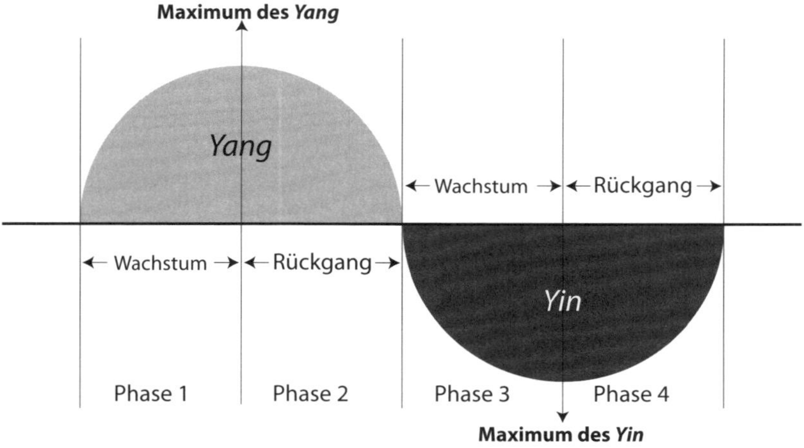

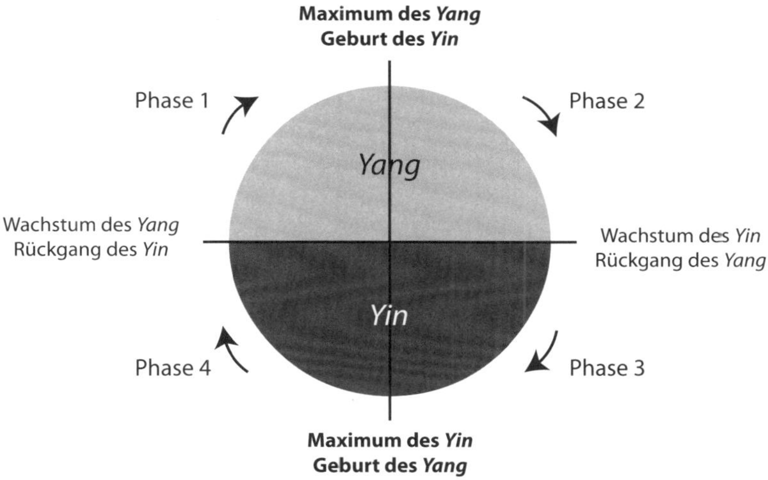

Abb. 4 Die vier Phasen des Yin und Yang: Das Wachstum und der Rückgang des Yin und Yang

Tag und Aktivität werden als Yang bezeichnet, wohingegen Nacht und Schlaf als Yin gesehen werden. Yang wächst während des Morgens, erreicht seinen Höhepunkt um die Mittagszeit und verringert sich am Nachmittag. Yin wächst am Nachmittag, erreicht sein Maximum um Mitternacht und nimmt in den frühen Morgenstunden wieder ab (Abb. 4).

Im menschlichen Wesen hängt die rhythmische Balance zwischen Schlaf/Erholung und Aktivität hauptsächlich von den „inneren Strukturen" ab, die als Mikrokosmos angesehen werden. Weiterhin aber auch von äußeren Einflüssen aus der Umgebung, dem Makrokosmos.

Im gesunden Zustand weitet sich *yangqi* während des Tages aus und bleibt in perfekter Balance und Harmonie mit dem *yinqi*, welches in der Nacht zunimmt.

Die Länge und Tiefe des Schlafs ist perfekt an die Länge und Intensität der Tagesaktivitäten angepasst. Dies geschieht durch spezifische, innere Faktoren, insbesondere durch die „Außerordentlichen Leitbahnen" (Abb. 5).

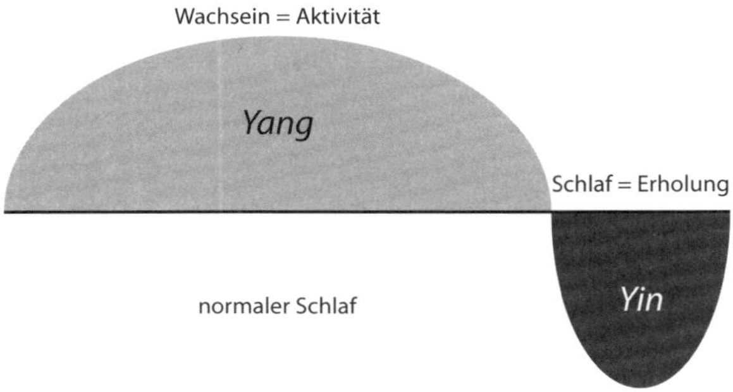

Abb. 5 Die Länge und Tiefe des Schlafes ist von der Intensität der Tagesaktivitäten abhängig.

Diese Balance hängt von zwei Parametern ab: Zeit und Raum. In Bezug auf Schlaf kann der Raum als Tiefe oder Intensität des Schlafes gesehen werden.

Innere „Synchronisierer", hauptsächlich die „Außerordentlichen Leitbahnen" kontrollieren diese Parameter, welche unseren grundlegenden inneren Rhythmus definieren. Vier dieser Gefäße sind nicht nur innig mit dem inneren System und den *zangfu* verbunden, sondern werden auch ständig von äußeren Veränderungen wie Tag und Nacht und dem Klima einer Feinabstimmung unterzogen (Abb. 6).

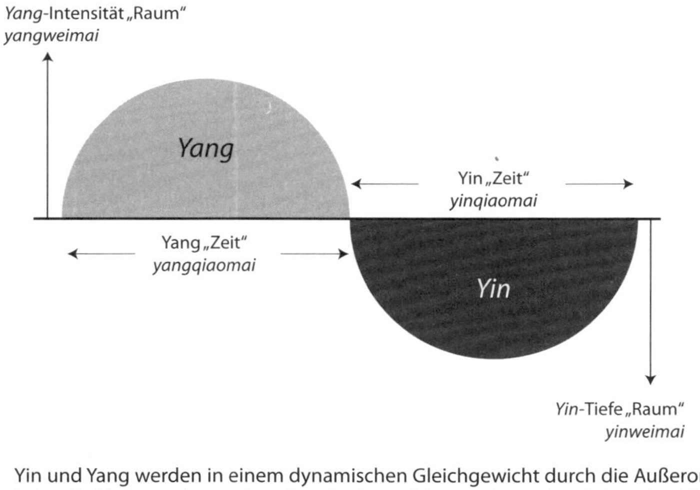

Abb. 6 Yin und Yang werden in einem dynamischen Gleichgewicht durch die Außerordentlichen Leitbahnen, besonders des *yinqiaomai & yangqiaomai* und *yinweimai & yangweimai* gehalten.

Ohne Disharmonien in der Synchronisation oder anderen *zangfu*-Pathologien adaptiert der Körper sich perfekt an externe Veränderungen und Anforderungen, während er seine individuellen Eigenschaften beibehält. Diese Fähigkeit, sich Veränderungen anzupassen, definiert den individuellen Gesundheitszustand.

Schlaflosigkeit ist ein Yang-Zustand, meistens aufgrund von einer Störung des Yin. Diese Yin-Dysfunktion kann durch eine reduzierte Tiefe oder Länge des Yin entstehen. Diese verringerte Tiefe des Yin wird bei Patienten mit oberflächlichem oder traumgestörtem Schlaf beobachtet (Abb. 8). Auf der anderen Seite kann eine verkürzte Schlafzeit durch erschwertes Einschlafen oder ein zu frühes Erwachen entstehen (Abb. 7).

Die Art der Schlaflosigkeit wird deshalb aufgrund der Tatsache definiert, ob die Schlaflänge, die Schlaftiefe oder beides zusammen betroffen ist.

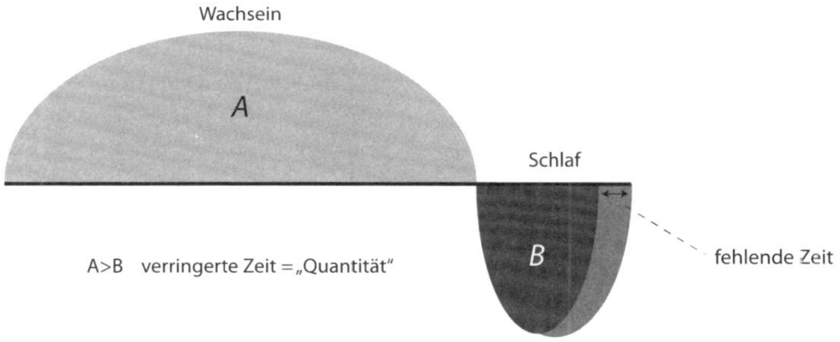

Abb. 7 Insomnie auf Grund reduzierter Schlafzeit = Quantität

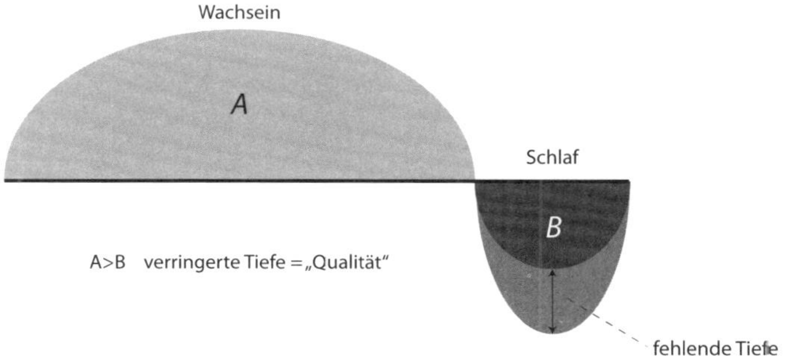

Abb. 8 Insomnie auf Grund reduzierter Schlaftiefe = Qualität

2.3.2 *Schlaf und die Beziehung von Wehrenergie (qi defensivum, weiqi) – Blut (Xue) - Geist (shen)*

Schlaf hängt direkt mit der Balance der „Fünf Wandlungsphasen", insbesondere mit der Regelmäßigkeit der Bewegungen der Wehr-Energie (qi defensivum, *weiqi*), der Quantität und Qualität von Blut (Xue) und dem ruhigen Zustand der Geist-Seele (*shen*) zusammen.

Physische Entspannung

Der klassische chinesische Text *Ling shu* beschreibt die Zirkulation der Abwehr-Energie (qi defensivum, *weiqi*) während des Tages und der Nacht. *Weiqi* zirkuliert an der Oberfläche, hauptsächlich an den tendino-muskulären Leitbahnen (nervocardinales, *jinmai*). Dies geschieht 25 mal während des Tages. Dann durchdringt *weiqi* die Ferse am Abend, zirkuliert 25 mal während der Nacht in den Funktionskreisen, gefolgt von dem Kontrollzyklus (*ke*) der fünf Bewegungen und taucht am Augenrand wieder auf – bei Bl 1 (*jingming*). Dies erlaubt dann den Augen sich zu öffnen. (Abb. 9)

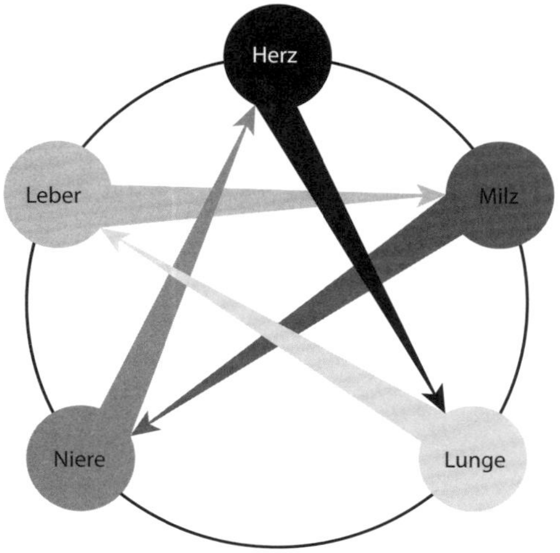

Abb. 9 Innere Zirkulation von *weiqi* während des Schlafes (25-mal): FK Niere → Herz → Lunge → Leber → Milz → Niere → usw.

Weiqi konzentriert sich während des Tages hauptsächlich in den tendinomuskulären Leitbahnen (nervocardinales, *jinmai*) und ist neben seiner Abwehrfunktion auch für die Aufrechterhaltung des Muskeltonus und der Beweglichkeit verantwortlich. Die einwärts gerichtete Bewegung des *weiqi* hilft den Muskeln sich zu entspannen und wird als erste Stufe des Schlafes definiert, gefolgt von einer Entspannung des Muskeltonus und dem Zufallen der Augenlider.

Weiqi ist auch für die Oberflächenkörpertemperatur verantwortlich. Es ist sehr interessant zu sehen, dass moderne Wissenschaften gezeigt haben, dass die Körpertemperatur auch einen rhythmischen Wechsel präsentiert, welcher ungefähr 25 Stunden beträgt. Es scheint eine Verbindung zwischen dem Schlafrhythmus und der Körpertemperatur zu bestehen. Das Einschlafen und der Tiefschlaf geschehen, wenn die Körpertemperatur am niedrigsten ist, wohingegen das Aufwachen während der ansteigenden Phase der Kurve geschieht (siehe Abb. 1).

Weiqi zirkuliert im Inneren während des Schlafes. Das Schließen der Augen, kontrolliert durch Bl 1 (*jingming*), spiegelt diese Deaktivierung des *weiqi* wider und erklärt auch die reduzierte Körpertemperatur, sowie die gesteigerte Anfälligkeit für äußere Kälte-Pathogene während des Schlafes.

Die Gesamtbewegung des *weiqi* wird durch den FK Leber in seiner Funktion als „General" kontrolliert. Daher haben die meisten Störungen des Leber-Qi´s einen Einfluss auf das sanfte Zurückziehen des *weiqi* bei Nacht.

Des Weiteren hat die interne Zirkulation des *weiqi* in der Nacht die Aufgabe, alle zurückgebliebenen pathogenen Energien (*xieqi*) zu eliminieren. Diese pathogene Energie ist entweder die Konsequenz eines nicht gelösten externen Angriffes oder innerlich durch Emotionen oder aufgrund falscher Ernährung entstanden. Die Befreiung von diesen pathogenen Faktoren durch den FK Leber und die Ätherseele (*hun*), manifestiert sich in Träumen, wie nachfolgend beschrieben.

Mentale/Geistige Entspannung

Wie zuvor definiert, ist der Schlaf ein normaler und wiederkehrender Zustand der Ruhe für Körper und Geist. Aus Sicht der Chinesischen Medizin spiegelt sich die körperliche Ruhe in einer Entspannung der Sehnen wider, wie sie aus dem Rückzug der Wehrenergie (*weiqi*) resultiert. Geistige Ruhe oder Entspannung ergibt sich aus der Ausschaltung des Geistes (*shen*). Frühe chinesische Texte beschreiben den Vorgang des Schlafens als den Zustand, wenn sich „nachts der Geist (*shen*) in das Blut (Xue) zurückzieht". Mit diesem Bild wird, wie im ersten Abschnitt erläutert, die Abgewandtheit des Bewusstseins von äußeren Reizen beschrieben. Und tatsächlich besteht zwischen dem Geist (*shen*) und der Außenwelt eine teilweise Trennung bis auf jene sehr kurzen Momente am Ende eines jeden Schlafzyklus, die uns ermöglichen, dass wir uns unserer Träume bewusst sind. In den meisten Fällen wird diese „bewusste" Passage gleich nach dem Aufwachen am Morgen wieder vergessen. Ausnahmen sind Träume mit verstörenden Inhalten.

Geist-Seele (*shen*)

In der klassischen Chinesischen Medizin könnte *shen* definiert werden als Geist oder Geister, ordnender Geist oder Prinzip, subtile Eingebung des Himmels, geheimnisvolle Ursache, Gott oder allgemeiner, als transformierende und kreative Kraft, die Wachstum fördert und die Transformation des Individuums, sowie sein Bewusstsein von der Welt erarbeitet und vervollständigt. Obwohl es häufig als „Geist" oder „Verstand" übersetzt wird, ist *shen* in Wirklichkeit ein Sammelbegriff für die emotionalen, mentalen und spirituellen Aspekte der menschlichen Existenz. Auf diese Weise stellt *shen* Bewusstsein, Aufmerksamkeit, Intelligenz, Kohärenz des Denkens, die Lernfähigkeit und Gedächtniskraft sowie die Fähigkeit zur Differenzierung von Emotionen und Gedanken dar.[* 2]

Aus Sicht der Konfuzianer ist der Geist (*shen*) für die Wahrnehmung der Wirklichkeit verantwortlich. Sie behaupten, dass die Kultivierung des Geistes (d. h. des Denkens) die Wahrnehmung der Realität verändert.

In der daoistischen Tradition wiederum repräsentiert der Geist (*shen*) die spirituelle Entwicklung des Individuums und ist für die Umsetzung seines vorgezeichneten Entwicklungsplans zuständig, wie er in dem FK Niere (o. renalis, *shen*) gespeichert ist. Im Daoismus ist *shen* für die spirituelle Entwicklung eines Menschen verantwortlich, ebenso auch dafür, dass sich der Lebensplan oder -weg (*dao*) durch die Dienste der Ätherseele oder *hun*) in Form von Träumen manifestiert, in denen die Herausforderungen des gewählten Lebens (-weges) umgesetzt werden. Mithilfe der Praxis des luziden oder bewussten Träumens lassen sich diese Herausforderungen verarbeiten. Sollten dabei Schwierigkeiten auftreten, wird der Traum als Albtraum erlebt.

Beiden Konzepten zufolge wird der Geist (*shen*) nachts fortwährend beansprucht. Der Verstand hat Schwierigkeiten, Ruhe zu finden und zu bewahren. Insbesondere da *shen* auch unsere Emotionen in ihrer Gesamtheit repräsentiert und auch dafür zuständig ist, wie diese äußerlich in Erscheinung gebracht werden. Alle Emotionen beeinflussen daher auch den Geist (*shen*). Sie verursachen Störungen im FK Herz (o. cardialis, *xin*) und Schlafprobleme:

- Wut führt zu Herz-Feuer (ardor cardinalis, *xinhuo*)
- Freude/Aufregung und Traurigkeit wirken auf das Herz-Qi (qi cadiale, *xinqi*)
- Versonnenheit beeinflusst das Herz-Blut (xue cardialis, *xinxue*)
- Angst und Schrecken (Schock) bei Erwachsenen beeinflussen das Zusammenspiel von FK Herz und Niere

Geistige Aktivität

Geistige Aktivität ist die kombinierte Wechselwirkung des Bewusstseins, der Funktion des Qi und des Gehirns (*nao*). Sie lässt sich demnach als Manifestation der „Drei Schätze" zusammenfassen:

- Geist (*shen*): mit Sitz im FK Herz (o. cardialis, *xin*) => Koordination, Kohärenz

- Qi/Energie: hervorgebracht in dem FK Milz (o. lienalis, *pi*) => Funktion
- Essenz (*jing*): gespeichert im FK Niere (o. renalis, *shen*) => Gehirn

Bewusstsein und Wachheit sind durch die Aktivität des *shen* definiert. Bewusste Erkenntnis ist das Ergebnis eines harmonischen Zusammenspiels der Funktionskreise (orbes, *zangfu*), was in dem Begriff „Klarheit des Geistes" (*shenming*) zum Ausdruck gebracht wird.

Geistige Aktivität wird ausgeführt, indem

- der Geist (*shen*) sensorische Eindrücke aufnimmt: Bewusstsein, Achtsamkeit
- das Denken (*yi*) Informationen verarbeitet (verdaut): Aufmerksamkeit
- der Wille (*zhi*) Informationen speichert.

Auf diese Weise werden alle eingehenden Informationen verstanden, korrekt analysiert und entsprechend gespeichert (Abb. 10).

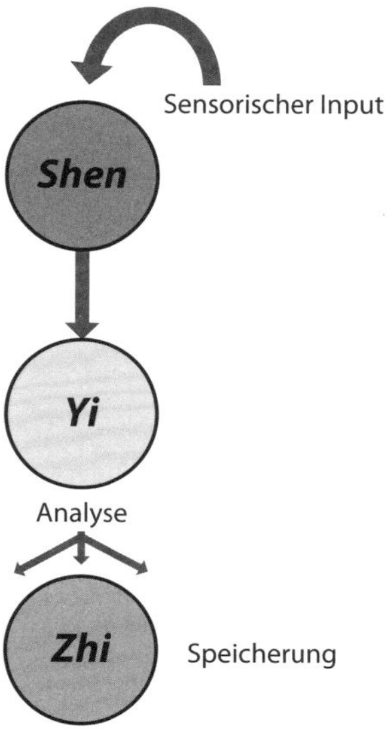

Abb. 10 Aufnahme, Analyse und Speicherung von Informationen durch *shen*, *yi* und *zhi*

Das Denken (*yi*)

Das Denken (*yi*) besteht im Denkprozess darin, dass man sich auf etwas konzentriert und seinen Erfahrungen Bedeutung beimisst.

Der denkende Verstand (*yi*) funktioniert durch Erinnerung, Analyse, Synthese, Denken, Klassifizierung, Konzentration, Fokussierung, Symbolik, abstraktes Denken, Konzeption, Ideen, Lernen und Integration von sensorischen, geistigen und emotionalen Wahrnehmungen sowie Körperbewusstsein.

Alle sensorischen Informationen, die durch Denken (*yi*) verarbeitet werden, werden daher wie durch Verdauung aufgeschlüsselt in einzelne Komponenten, um verstanden, integriert und adäquat in die passenden Fächer abgelegt zu werden: Farben, Klänge, sensorische Wahrnehmungen, Gefühle etc. Die Erinnerung an eine bewusst erfahrene und mithilfe des Denkens (*yi*) analysierte Begebenheit wird alle Details dieser Begebenheit enthalten, auch die Erinnerung an die Erfahrung, ohne eine tatsächliche Re-Aktivierung der zugehörigen Empfindung zu jener Zeit. Mit anderen Worten: Eine Person kann sich an eine Erfahrung und sogar an das Gefühl erinnern, das sie zu diesem Zeitpunkt empfunden hat, ohne dieses Gefühl noch einmal zu durchleben.

Die klassischen Texte erwähnen, dass die Ätherseele (*hun*) und die Körperseele (*po*) den „freien Fluss" und „Eintritt und Ausgang" von Bewegungen gewährleisten.

In gewissen Situationen wie im Schlaf, unter Hypnose oder im Koma, in denen der Geist (*shen*) ausgeschaltet wird, übernehmen die Ätherseele (*hun*) und die Körperseele (*po*) die Führung und speichern Erinnerungen. Dies bedeutet, dass der normale Prozess der Analyse, Interpretation und Integration von Informationen, der im normalen Zustand vom Geist (*shen*) und dem Denken (*yi*) durchgeführt wird, nicht stattfinden kann. In solchen Momenten speichert die Ätherseele (*hun*) die Eindrücke und Emotionen und die Körperseele (*po*) die körperlichen Empfindungen. (Abb. 11).

Da die Ätherseele (*hun*) und die Körperseele (*po*) keine Erfahrungen analysieren, wird die Erinnerung in ihrer Gesamtheit gespeichert. So erlebt der Mensch, wenn er wieder ansprechbar und reaktiviert ist, die gesamte Begebenheit so, als wenn sie gerade hier und jetzt stattfände. Derlei unerklärliche und scheinbar unlogische Reaktionen bezeichnet man in der Chinesischen Medizin als Gespenster/Dämonen (*gui*). (Abb. 11)

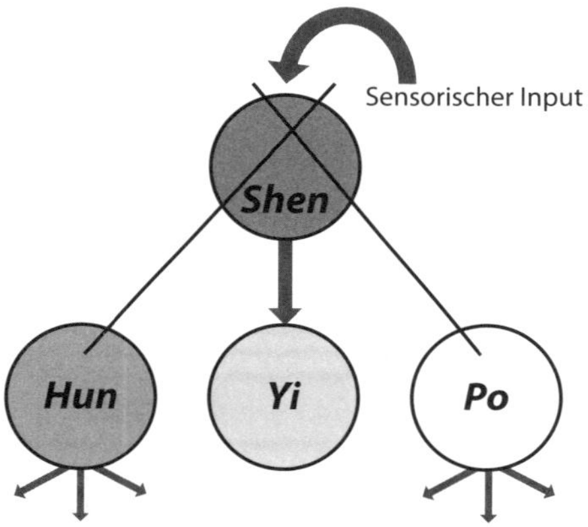

Abb. 11 Wenn der Geist (*shen*) ausgeschaltet ist, speichert die Ätherseele (*hun*) Emotionen und die Körperseele (*po*) die körperlichen Empfindungen.

Dämonen/Gespenster (*gui*)

Hierbei handelt es sich um offensichtlich unerklärbare oder unangemessene Reaktionen auf äußere Reize. Dies ist der Fall bei unbewussten Konditionierungen, bei Phobien, Verhaltensneurosen, bei vielen sogenannten psychosomatischen Erkrankungen und natürlich bei allen psychotischen Krankheiten.

Durch den Prozess des Träumens versucht die Psyche mit den angesammelten Lasten zurechtzukommen und sich von einigen zu befreien. So erklären sich viele wiederkehrende Traum-Muster und Albträume, wie sie oft bei posttraumatischen Belastungsstörungen (PTSD) zu beobachten sind, wie auch andere ungelöste emotionale und psychologische Schocks.

Die Struktur der Psyche

- **Ätherseele (*hun*)**
- **Körperseele (*po*)**

Nach dem Entsprechungssystem der 5 Bewegungen und Fünf Wandlungsphasen (*wuxing*)[*1] stehen die drei Ebenen der Konstitution des Menschen in ständiger Wechselbeziehung miteinander. Daher können die körperliche (somatische) oder die emotionale Ebene höhere, mentale Aspekte beeinflussen. Umgekehrt kann sich der psychoemotionale Zustand auf den Körper auswirken. (Abb. 12)

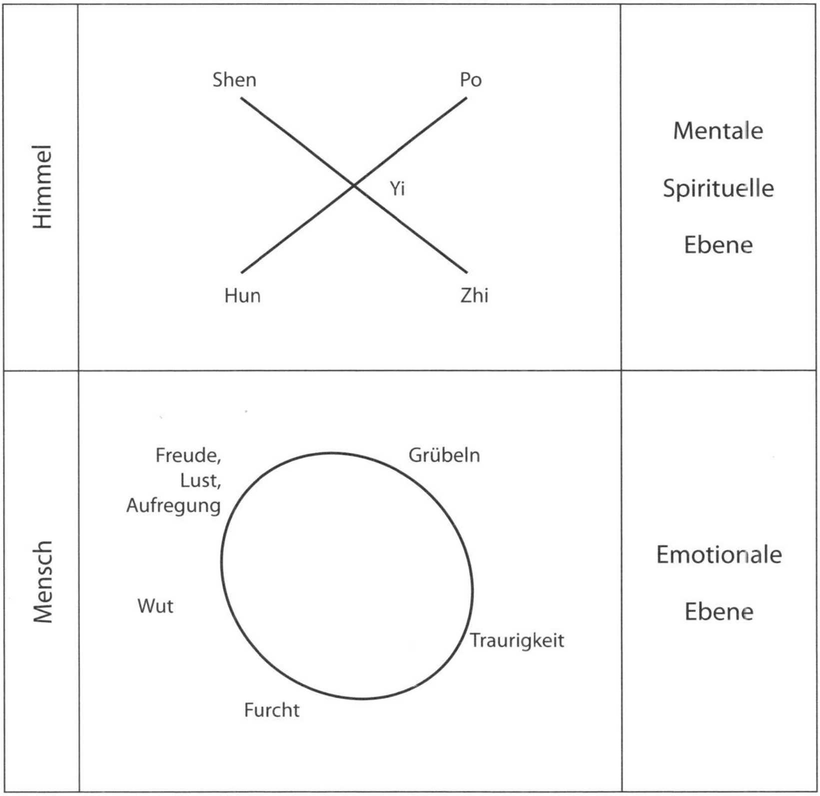

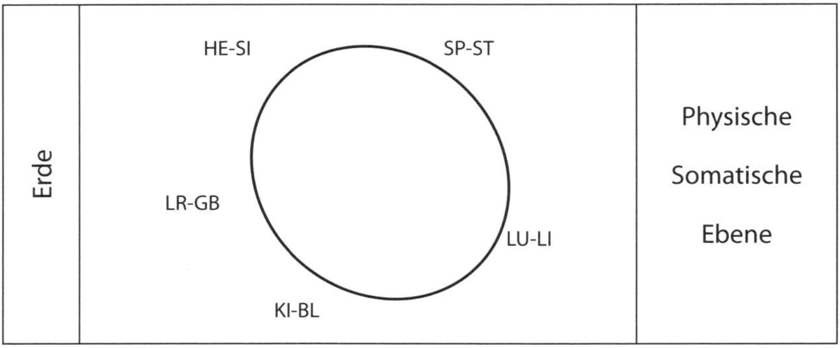

Abb. 12 Die drei Ebenen der menschlichen Existenz: Die mentale Ebene, die emotional-spirituelle Ebene und die physische Ebene.

Während des Schlafes zieht sich der Geist (*shen*) in das Blut (Xue) zurück, was die reduzierte Reaktion auf äußere Reize erklärt. Moderne EEG-Untersuchungen (Elektroenzephalogramm) des Gehirns zeigen eine bedeutende Verlangsamung der elektrischen Aktivität der Gehirnströme, die sich vom Zustand einfacher Entspannung oder Wachheit in Ruhe unterscheidet (siehe Abschnitt 1).

Von den durch das EEG angezeigten Stadien des Schlafes lassen sich Parallelen ziehen zu den fünf Aspekten der geistigen Kräfte.[*4]

Mentaler Zustand	EEG-Aktivität	Element	Geistige Kraft
Bewusstsein	Beta-Wellen	Erde	*yi*
Aufmerksame Wachheit	Alpha-Wellen	Feuer	*shen*
Entspannte Wachheit, Schläfrigkeit	Theta-Wellen	Metall	*po*
Tiefschlaf	Delta-Wellen	Wasser	*zhi*
Paradoxer Schlaf, REM-Schlaf	Beta-Wellen	Holz	*hun*

Während der Abwesenheit des Geistes (*shen*) sind die Ätherseele (*hun*) und die Körperseele (*po*) zuständig für den Schutz des Menschen, was die Notwendigkeit erklärt, dass die Wehrenergie (*weiqi*) internalisiert wird, um vor Geistern (*gui*) zu schützen.

Wenn der Geist (*shen*) aufgrund von Emotionen oder Mangel (*xu*) des Blutes nur schwer zur Ruhe kommt, kann der Mensch bei übermäßiger geistiger Aktivität nur schwer einschlafen. Man spricht dann von Erregtheit (*fan*).

Nachts zieht sich das Blut nach innen zurück und wird in der Leber aufbewahrt. Auch die Ätherseele (*hun*) kehrt nach innen zurück. Gelegentlich jedoch wandert sie frei umher, was den Traumprozess erklärt.

Blut (Xue), Geist (*shen*) und Ätherseele (*hun*)

Die Funktion des Blutes (Xue) besteht im Nähren und Befeuchten. Erfolgt der Prozess des Befeuchtens nur unzureichend, so tritt eine Trockenheit der Organe ein, sowie ein Zustand, der als Unruhe der Organe (*zang zao*) bezeichnet wird. Wird der Verstand durch eine Unruhe der Organe (*zang*) affiziert, resultieren daraus psychische Zustände wie Panikattacken, Paranoia und Phobien.

Das Blut (Xue) wird auch als „Mutter des Qi" bezeichnet und gilt als das Medium unserer Absichten. Es heißt, dass das Blut (Xue) das Bewusstsein zusammenhält. Die drei hierbei beteiligten Organe sind:

- der FK Milz (o. lienalis, *pi*), in welchem der Intellekt (*yi*), unsere Abgrenzung und unser Kontakt mit der Umwelt seine Wurzeln hat
- der FK Leber (o. hepaticus, *gan*), in der die Ätherseele (*hun*) mit dem Verstand, zuständig für die Interaktion mit der Umwelt, beheimatet ist
- der FK Herz (o. cardialis, *xin*), die Herberge des Geistes (*shen*), der unsere Beziehungen oder zwischenmenschlichen Begegnungen definiert.

Und schließlich bildet sich in der dem FK Lunge (o. pulmonalis, *fei*) zugeordneten Körperseele (*po*) unser Gefühl in Bezug auf eine Person oder Situation ab und im Perikardium unsere Abwendung oder Ablehnung.

In chinesischen Texten wird festgestellt, dass im Blut (Xue) sowohl der Geist (*shen*) als auch die Ätherseele (*hun*) bewahrt werden, daher rührt auch die große Bedeutung des Blutes (Xue) für die Physiologie des Schlafes.

Daher beeinträchtigt ein Mangel an Blut (Xue) den Geist (*shen*) und die Ätherseele (*hun*). Dieser Blutmangel kann Schlafstörungen mit Einschlafschwierigkeiten herbeiführen. Dieser wird eingeteilt als:

- ruhige Schlaflosigkeit: Unruhe (*zao*), innere Unruhe, die mit dem Blut des Herzens zusammenhängt und mit geistiger Aktivität einhergeht
- Unruhe/Erregtheit (*fan*)*:* diese hängt mit dem Blut (Xue) des FK Leber (o. hepaticus, *gan*) zusammen und geht mit muskulärer Unruhe einher

Wenn das Blut (Xue) defizient ist und den Geist (*shen*) und die Ätherseele (*hun*) nicht aufbewahren kann, kommt es zu einem Schlaf, aus dem man leicht und häufig aufwacht und der durch Träume gestört ist. Häufig treten zudem emotionale Verletzlichkeit, Schreckhaftigkeit und Überempfindlichkeit, sowie Zappeligkeit und Verlust der Erinnerung (oft an Ereignisse aus jüngster Vergangenheit) auf.

Andere Zustände, die das Blut (Xue) beeinträchtigen, führen auch zu Schlafstörungen:

- **Hitze im Blut** (calor xue, *xure*) verursacht einen agitierten Schlaf mit einer Tendenz zu Depression, Irrationalität und Impulsivität. Dabei wird sich innere Hitze eher in einer Erregtheit/inneren Unruhe (*fan*) zeigen, mit Hitzegefühl im Brustbereich, während äußere Hitze eher zu einer Rastlosigkeit und Unruhe (*zao*) mit Hitzegefühl in den Extremitäten führt, das sich in Zappeligkeit äußert.

- **Stagnation des Blutes** (depletio xue, *xuexu*) führt durch Verbrauch und auf Dauer zu einer Erschöpfung (*lao*) des Blutes (Xue) und dadurch ebenfalls zu agitiertem (unruhigen, getriebenen) Schlaf. Dieses Krankheitsbild findet man für gewöhnlich bei Menschen mit schweren psychischen Erkrankungen mit Besorgnis, Angst oder Depression in Kombination mit

Essstörungen oder Suchtverhalten wie Alkoholismus, Drogen- oder Sexsucht. Stasen des Blutes (Xue) führen häufig zu Vergesslichkeit, Demenz oder sogar zu Manien (*kuang*).

2.3.3 Der Schlaf und die Funktionskreise (orbes, zangfu)

Das Herz, der Schlaf und die Emotionen

Der FK Herz (o. cardialis, *xin*) ist aufgrund seiner Hauptfunktion, der Beherbergung des Geistes (*shen*), dessen Rolle wir beim Schlafprozess bereits betrachtet haben, das wichtigste Organe (*zang*) für die Regulierung des Schlafes. Zudem ist das Herz für den Zustand des Blutes (Xue) verantwortlich, der wiederum eine zentrale Rolle dabei spielt, wie man einschläft und den Schlaf aufrechterhält.

Da alle Emotionen zu Hitze führen, können sie den FK Herz beeinflussen und sich so auf den Schlaf auswirken. Zur Erinnerung:

- Wut kann Feuer im FK Herz (ardor cardinalis, *xinhuo*) verursachen
- Freude/Aufregung und Traurigkeit beeinflussen das Qi im FK Herz (o. cardialis, *xin*)
- Nachdenklichkeit beeinflusst das Blut (Xue) des FK Herz (o. cardialis, *xin*)
- Angst und Schrecken (Schock) bei Erwachsenen beeinträchtigen das Zusammenspiel von FK Herz (o. cardialis, *xin*) und FK Niere (o. renalis, *shen*)

Andererseits werden praktisch alle Erkrankungen des FK Herz und besonders diejenigen, die Hitze hervorbringen, den Schlafprozess stören. Diese sind:

- Herz-Feuer oder Schleim-Feuer (calor pituitae, tanre)
- Erschöpfung (depletio, *xu*) des Blutes im FK Herz bzw. des Yin

- fehlende Verbindung zwischen FK Herz und FK Niere
- aber auch Erschöpfung (*xu*) des Qi im FK Herz bzw. des Yang

Andere Hitze-Muster, bei denen der FK Perikard (*xinbao,* äußere pathogene Hitze) oder der Dreifache Erwärmer (tricalorium, *sanjiao*) beteiligt sind, können ebenfalls den FK Herz mit den gleichen Auswirkungen auf den Schlaf beeinträchtigen.

Die Ätherseele (*hun*), die Leber und das Träumen

Träume sind unentbehrlich für die Gesundheit, wenngleich die Gründe dafür noch nicht klar sind. In der westlichen Medizin wird diese Phase des Schlafes als paradoxer Schlaf oder REM (rapid eye movement) -Schlaf bezeichnet. Während des Träumens finden zwei Phänomene statt, die beide die Beteiligung von Aspekten des chinesischen Konzeptes von der Leber an diesem Prozess nahelegen: Zunächst die „schnelle Augenbewegung" (REM), die aus Sicht der Traditionellen Chinesischen Medizin mit innerem Wind assoziiert werden kann; dann auch der Blutfluss in Richtung der äußeren Genitalien, der Körperregion der Leber-Leitbahn, in der sie sich mit der Ebene der Essenz (*jing*) verbindet. Die schnelle Augenbewegung zeigt eine intensive visuelle Aktivität an, eine Art innerer Vision, durch welche sich die Leber von ihrem inneren Wind befreit.

Die Bedeutung des Träumens, die verschiedenen Arten von Träumen und deren Interpretation werden in „Akupunktur bei Schlaflosigkeit; Schlaf und Träume in der Chinesischen Medizin" erforscht.[* 1]

Mit pathologischen Störungen können allzu ausschweifende Wanderungen der Ätherseele (*hun*) einhergehen, die zu einem durch Träume gestörten Schlaf oder zu Albträumen führen.

Für den Schlafprozess spielt die Leber eine wesentliche Rolle. Während der Wachphase kontrolliert die Leber die Zirkulation der Wehrenergie (*weiqi*) an der Oberfläche und über die Muskelleitbahnen (*jing jin*) die Muskelaktivität. Sie ist zudem für die Augen und das Sehen zuständig. Die Leber spielt eine wichtige Rolle beim Einleiten des Schlafes, indem sie die Wehrenergie (*weiqi*) nach innen bewegt, was zu einer Relaxation des Muskeltonus führt. Wie bereits ausgeführt wurde, bewirkt dieser Rückzug eine sensorische Entspannung erst der Augen, dann auch der Nase und schließlich der Ohren. Indem sie sich nach innen begibt, unterstützt die Ätherseele (*hun*) den Rückzug des Qi aus dem Verstand und die Entspannung des Geistes (*shen*).

Eine Störung des Rückzugs der Ätherseele (*hun*) nach innen manifestiert sich in Einschlafstörungen aufgrund von Unruhe (*zao*).

Dem Meister Yuen zufolge hat die Leber in ihrer Position zwischen dem FK Herz (mit dem Geist *shen*) und dem FK Niere (mit der Essenz *jing*) die Funktion eines Abgesandten (*zhu*). Nach seiner Beschreibung haben die Phasen des Schlafes Ähnlichkeit mit den Stufen der Meditation: „Entspannung“, „Konzentration“, tiefe „Meditation“ und „Transzendenz“ [* 5].

- FK Leber (o. hepaticus, *gan*) und FK Lunge (o. pulmonalis, *fei*) ermöglichen, sofern der Körper entspannt ist, die erste Phase des Schlafes, die Entspannung. Störungen dieser Phase zeigen sich in Einschlafschwierigkeiten.

- In der zweiten Phase des Schlafes wird durch ein Zusammenspiel von FK Leber (o. hepaticus, *gan*) und FK Milz (o. lienalis, *pi*) der Schlaf aufrechterhalten. Störungen dieser Phase können Durchschlafschwierigkeiten verursachen.

- In der dritten Phase ermöglicht eine Interaktion von FK Leber (o. hepaticus, *gan*) und FK Niere (o. renalis, *shen*) tiefen Schlaf (Konzentration ohne Ablenkung). Hierbei handelt es sich um den regenerativsten Teil des Schlafes. Ohne dieses Zusammenspiel wird lediglich ein oberflächlicher und unruhiger Schlaf erreicht.

- Die Interaktion zwischen FK Leber (o. hepaticus, *gan*) und FK Herz (o. cardialis, *xin*) oder Perikardium ist schließlich für einen befreienden Schlaf, der verjüngt und regeneriert, notwendig.

Dieses Zusammenspiel von FK Leber (o. hepaticus, *gan*) und Perikardium ermöglicht das „luzide Träumen“ bzw. einen Traumzustand, dessen sich der Träumende lebhaft bewusst ist. Nach daoistischer Auffassung geschehen luzide Träume, um:

- Ereignisse der Vergangenheit und der Zukunft zu belegen oder zumindest sich darauf vorzubereiten, sie wahrzunehmen (Ätherseele, *hun*) und um unsere Reaktionen auf diese Ereignisse wahrzunehmen (PK). Dieses Konzept hat große Ähnlichkeit mit der Theorie der "emotionalen Selektion" aus Abschnitt 1.

- Das eigentliche Ziel der Praxis des luziden Träumens besteht jedoch vielmehr darin, sich bewusst in eine herausfordernde Situation zu versetzen und „Lösungen/Auflösungen" zu entwickeln.

2.3.4 Der Schlaf und die Durchgangsfunktionskreise (fu)

Die Wehrenergie (Qi defensivum, *weiqi*) steigt, während sie sich von außen nach innen zurückzieht und dabei den Punkt Ma 12 (S12, *quepen*), den Brustbereich und das Zwerchfell durchfließt, in die Durchgangsfunktionskreise (*fu*) hinab.

Stagnationen in den Durchgangsfunktionskreisen (*fu*) beeinträchtigen den Schlaf. Sie führen zu Schlaflosigkeit, begleitet von organischen Symptomen wie Blähungen, Koliken oder Hunger. Zusätzlich können spezifische Krankheitszeichen und Symptome auftreten, die darauf zurückgehen, dass Qi gegenläufig durch Du 14 (Rg 14, *dazhui*) nach Du 20 (Rg 20, *bahui*) (in seiner normalen Richtung) fließt.

- FK Leber: Zähneknirschen, Nacken- und Schulterverspannungen (häufig mit Problemen beim morgendlichen Stuhlgang)

- FK Magen: Einschlafstörungen, Erregbarkeit (*fan*), nächtliche Heißhungerattacken

- FK Blase: Einschlafstörungen mit Unruhe (*zao*) (z. B. Restless-Legs Syndrom (RLS), Wadenkrämpfe etc.) mit Nachtschweiße

- FK Dünndarm: Trockenheit des Mundes, nächtlicher Durst, Enuresis

- FK Gallenblase: bitterer Geschmack im Mund, Juckreiz (meist im Kopfbereich), Nackenverspannungen

- FK Dreifacher Erwärmer: vermehrter Speichelfluss, starke Krustenbildung im Augenbereich

2.3.5 Der Schlaf und die Unpaarigen Leitbahnen

Alle Yin- und Yang-Phänomene spiegeln sich in den Acht Unpaarigen Leitbahnen (ss. impares, *jijingbamai*) wider. Diese erhalten in ihrer Funktion als Ausgleichsreservoir das innere Gleichgewicht und die innere Harmonie aufrecht und passen das innere Milieu, den Mikrokosmos, an die äußeren Veränderungen, den Makrokosmos, an.

Die Unpaarigen Leitbahnen gelten als die Verbindung zwischen dem vorgeburtlichen und dem nachgeburtlichen Qi.

Die vier wichtigsten der Unpaarigen Leitbahnen (*chongmai, dumai, renmai* und *daimai*) sind direkt mit der Quelle (*dongqi*, das Qi, das sich zwischen den Nieren bewegt) verbunden. Sie sind an den ersten Zellteilungen beteiligt. *Chongmai*, *dumai* und *renmai* werden als die „Ersten Ahnen" bezeichnet und gelten als die „Quelle der Schöpfung".

Sie alle beziehen ihre Energie aus dem FK Niere (o. renalis, *shen*) und zirkulieren die Essenz (*jing*) Qi im ganzen Körper.

Die anderen vier Unpaarigen Leitbahnen haben die FK Niere (o. renalis, *shen*) und FK Blase (o. vesicalis, *pangguang*) als Grundlage und sind wesentlich an der Steuerung (Regulierung) des ererbten Qi beteiligt.

- Die Haltenetz-Leitbahnen Yin (*yinweimai*) und Yang (*yangweimai*) regulieren räumliche Schwankungen von Yin und Yang und

- die Emporziehenden Yin- und Yang-Leitbahnen (*yinqiaomai* und *yangqiaomai*) regulieren rhythmische Schwankungen von Yin und Yang (zeitlich).

Die Nieren programmieren und regulieren über die Leitbahnen *chongmai* und *renmai* den Lebenszyklus (Pubertät, Wechseljahre, ...) und über die Haltenetz-Leitbahnen (*yinweimai* und *yangweimai*) sowie die Emporziehenden Yin- und Yang-Leitbahnen (*yinqiaomai* und *yangqiaomai*) nicht nur die rhythmischen Veränderungen (Schlaf- und Wachphasen, Menstruationszyklus, Schwangerschaft), sondern auch psycho-spirituelle Transformationen.

Die Acht Unpaarigen Leitbahnen (ss. impares, *ji jing ba mai*) konsolidieren und regulieren die „Quantität" der Energie in den Haupt-Leitbahnen, da sie einen Überschuss an Yang (externe Hitze oder emporsteigendes Leber-Yang) oder an Yin (Feuchtigkeit und Schleim) aufnehmen indem sie Energie an eine defiziente Leitbahn übertragen oder das Qi zwischen verschiedenen Bereichen des Körpers umverteilen.

Einerseits ist die Rolle der Acht Unpaarigen Leitbahnen (ss. impares, *ji jing ba mai*) bei der Regulierung des Schlaf-Zyklus ebenso klar wie die Auswirkungen, die Störungen in diesen Leitbahnen auf die Schlafmuster haben können. Andererseits erscheint eine direkte Verbindung zwischen diesen Leitbahnen und dem Zentralnervensystem ziemlich wahrscheinlich.

Yang-Aktivität und Yin-Ruhe müssen zu allen Zeiten im Gleichgewicht sein.

2.3.6 Die Ausgestaltung des Schlafes und die Unpaarigen Leitbahnen (ss. impares, jijingbamai)

Traditionell wird bei krankhaften Störungen des Schlafes auf die Emporziehenden Yin- und Yang-Leitbahnen (*yinqiaomai* und *yangqiaomai*) verwiesen, speziell bei Symptomen im Zusammenhang mit dem Tag- und Nacht-Rhythmus:

Symptome im Zusammenhang mit der Emporziehenden Yin-Leitbahn (s. ascendens yin, *yinqiaomai*)

- Überladung (*shi*): **Hypersomnie,** Kopfschmerzen, Epilepsie (besonders tagsüber); Schmerzen der Beine medial oder allgemein Krämpfe, Lumbalgie (in die Genitalien oder in den Brust- und Halsbereich ausstrahlend); Schluckbeschwerden; Rötung der inneren Augenwinkel, chronische Augenerkrankungen

- Mangel (*xu*): **Schlaflosigkeit,** Kopfschmerzen, Schmerzen (besonders nachts); Krämpfe; Schwäche oder Lähmungen der Beine; verschwommene Sicht, Schwierigkeiten, die Augen zu öffnen, Anurie, Spermatorrhoe, Impotenz, Sterilität, Zyklusstörungen

Symptome im Zusammenhang mit der Emporziehenden Yang-Leitbahn (s. ascendens yang, *yangqiaomai*)

- Überladung (*shi*): Schlaflosigkeit; Kopfschmerzen (besonders nachts); einseitige Schmerzen oder Schwäche in der Lumbalregion; Schmerzen und Engegefühl (nicht lokalisiert, besonders nachts); Schmerzen und Spastizität seitlich am Bein und an der Hüfte; Konvulsionen, Tinnitus, Epilepsie, Parkinson bei innerem oder äußerem Wind; Nasenbluten; Rötung und Schmerzen der Augen, Exophthalmus

- Mangel (*xu*): Erschöpfung tagsüber, Kraftlosigkeit, Lähmung des Beines einseitig, Hemiplegie, Apathie; Tränen des Auges

Die Haltenetz-Leitbahnen des Yin und des Yang (*yinweimai* und *yangweimai*) sind an der Regulierung der Wehrenergie (*weiqi*) und deren Bewegungen zwischen der Oberfläche und der Tiefe beteiligt. Daher spielen sie eine wichtige Rolle bei der muskulären, wie auch der geistigen Entspannung, die für das Eintreten des Schlafes notwendig ist:

Symptome der Haltenetz-Leitbahn des Yang (s. retinens yang, *yangweimai*)

- Überladung (*shi*): Fieber und Schüttelfrost im Wechsel; Wetterfühligkeit; **Schlaflosigkeit** mit häufigem Aufwachen; Druckgefühl im Brustbereich; wechselnde Stimmungen, Schmerzen und Krämpfe, Lumbalgie; Hyperästhesie im Hautbereich, Arthralgie (Hand oder Ferse), Parotitis, Diarrhoe, Kopfschmerzen bei Hitze oder starkem Wind; Rötung oder Tränen der Augen (bei Wind); Otitis, Taubheit, Tinnitus; akute Sinusitis; Gesichtsneuralgie; Ekzeme an Hals oder Ohren

- Mangel (*xu*): Kältegefühl, Kräfteverlust bei Wetterwechsel (Schnee, Regen); Schwäche oder Steifigkeit der Extremitäten

Symptome der Haltenetz-Leitbahn des Yin (s. retinens ying, *yinweimai*)

- Überladung (*shi*): Engegefühl oder Schmerzen in der Brust (*taiyin:* wie feine Stiche, *jueyin:* starke Schmerzen, *Shaoyin:* wie Messerstiche); Schmerzen entlang des Brustkorbunterrandes; Schmerzen und Krämpfe in den Beinen, sehr kalte Extremitäten, nach oben rasendes Qi, intensive Kopfschmerzen (am Scheitel oder okzipital), Hypertonie; Blähungen; Lumbalschmerzen (nach emotionalen Schocks); Palpitationen; Angst, Panikattacken, Phobien, Unruhe, nervöse Tics, Essen aus Nervosität

- Mangel (*xu*): Mangel in Herz und Lunge, Hypotonie, Ptosis; Depression, Weinen; Überempfindlichkeit; Schlaflosigkeit aus Angst

Eine Reihe neuerer Studien zeigt, dass unter normalen Bedingungen die innere Ausgestaltung des Schlafes ohne somatische Folgen eine Verkürzung der Schlafdauer zulässt, wenn gleichzeitig der Schlaf tiefer wird. (siehe Abschnitt 1).

Yin und Yang werden durch die regulierende Funktion der Haltenetz-Leitbahnen des Yin und des Yang und der Emporziehenden Yin- und Yang-Leitbahnen ständig in einem dynamischen Gleichgewicht gehalten (Abb. 6). Eine Störung des Yin, wie etwa ein Mangel (*xu*) oder Defizienz des Yin, kann auf eine Schwäche der Haltenetz-Leitbahn des Yin (*yinweimai*) oder der Emporziehenden Yin-Leitbahn (*yinqiaomai*) hinweisen. Ebenso kann sie sich auch auf eine Überladung (*shi*) von deren Gegenspielern, der Haltenetz-Leitbahn des Yang (*yangweimai*) oder der Emporziehenden Yang-Leitbahn (*yangqiaomai*) beziehen. Daher sollte man bei der Beurteilung einer Schlafstörung auch die komplementären Yang-Leitbahnen in die Überlegungen einbeziehen.

Man kann davon ausgehen, dass die „zeitliche Organisation" von der Emporziehenden Yin-Leitbahn und der Emporziehenden Yang-Leitbahn übernommen wird. Die „räumliche Organisation" übernimmt die Haltenetz-Leitbahn des Yin und die Haltenetz-Leitbahn des Yang.

Daher darf angenommen werden, dass der Schlaf (dem Yin zugeordnet) in seiner zeitlichen Struktur durch die Emporziehende Yin-Leitbahn (*yinqiaomai*) synchronisiert wird und in seiner Tiefe und Intensität durch die Haltenetz-Leitbahn des Yin (*yinweimai*). Diese beiden Regulatoren befinden sich natürlich mit den anderen beiden Synchronisatoren, der Emporziehenden Yang-Leitbahn (*yangqiaomai*) und der Haltenetz-Leitbahn des Yang (*yangweimai*) im Gleichgewicht. Diese sind mit dem Zustand der Wachheit und Aktivität verbunden und schaffen daher den Ausgleich zwischen Schlaf und Aktivität. Hieraus ergibt sich, dass der Schlaf umso tiefer ist, je intensiver oder länger die Aktivität ist.

Im Zusammenhang mit diesen vier Unpaaringen Leitbahnen (ss. impares, *jijingmai*), die Zeit und Raum oder mit anderen Worten, unsere grundlegenden Rhythmen und Zyklen zu regulieren scheinen, ist es bedeutsam, dass ihnen traditionell „Spalt-Punkte" (*xi*) zugeordnet werden. Über diese ist es möglich, Blockaden zu eliminieren bzw. Durchlässigkeit wiederherzustellen. Dies weist darauf hin, dass diese Leitbahnen ähnlich blockiert sein können wie die Hauptleitbahnen. Weiterhin ist eine Empfindlichkeit über den „Spalt-Punkten" (*xi*) beim Tasten ein ausgezeichneter Indikator für eine Störung in diesen Leitbahnsystemen.

Zusammenfassend ist interessanterweise festzuhalten, dass zwischen den modernen Theorien zu Schlaf und Träumen und den 2500 Jahre alten Konzepten der Chinesischen Medizin verschiedene Ähnlichkeiten existieren.

Vergleichende Tabelle: Die westliche und die östliche Physiologie des Schlafes

	Westliche Medizin	**Klassische Chinesische Medizin**
Schlaf	Ruhe für Körper und Geist	Körperliche Entspannung und geistige Ruhe: friedlicher Schlaf (*anmian*)
Physiologie	Herabgesetzte Körpertemperatur Herabgesetzte Immunabwehr	Wehrenergie (*weiqi*)(zuständig für die Erwärmung der Oberfläche und Abwehr) bewegt sich nach innen

	Westliche Medizin	**Klassische Chinesische Medizin**
Circadiane Rhythmen	Innerer Rhythmus von fast 25 Stunden	25 Umläufe der Wehrenergie (*weiqi*) tagsüber an der Oberfläche und 25 Umläufe nachts im Inneren
Circadiane Synchronisierungen	Suprachiasmatische Nuklei – Zirbeldrüse (Melatonin)	Die Acht Unpaarigen Leitbahnen (ss. impares, *ji jing ba mai*) Extrapunkt (*yintang*) und Du 20 (*baihui*)
Mentale Zustände • Bewusstsein • Aufmerksame Wachsamkeit • Entspannte Wachsamkeit • Tiefschlaf • Paradoxer Schlaf	EEG Aktivität • Beta-Wellen • Alpha-Wellen • Theta-Wellen • Delta-Wellen • Beta-Wellen	psychische Aktivitäten von *shen*: • Verstand (*yi*) ⇔Element Erde • Geist (*shen*) ⇔ Element Feuer • Körperseele (*po*) ⇔ Element Metall • Willenskraft (*zhi*) ⇔ Element Wasser • Ätherseele (*hun*) ⇔ Element Holz
Träumen	REM-Schlaf • Schnelle Augenbewegungen • Verlust des Muskeltonus • Erektion und Befeuchtung bei der Frau	Wanderung der Ätherseele (*hun*) Wehrenergie (*weiqi*) und Blut verlassen die Sehnen Rückzug des Blutes in die Leber (Netzleitbahn des FK Leber)
Bedeutung/Zweck des Schlafes	Restoration, Anabolismus Immunfunktionen, Heilung, Gedächtnis	Hervorbringung des Yin, der Bauenergie (*yingqi*) Rückzug der Wehrenergie (*weiqi*) in den FK Niere

	Westliche Medizin	Klassische Chinesische Medizin
Bedeutung / Zweck des Träumens	Festigung des Gedächtnisses	Ätherische Seele (*hun*) und Wille (*zhi*)
	Psychosomatische Theorie	Der das Qi leitende Geist (*shen*)
	Vorwarnende Träume	Ätherische Seele (*hun*) und Gedächtnis der Zukunft
	Befreiung von unterdrückten Gefühlen	Ätherische Seele (*hun*), Herauslösen von zurückgehaltener Hitze (Pathogene von außen oder Emotionen von innen)
		Ätherische Seele (*hun*) (Abrufen von Erinnerungen)

Literatur

1. Montakab H.; Acupuncture for Insomnia, Sleep and Dreams in Chinese Medicine; 2012 Thieme Verlag; ISBN 978-3-13-154331-8
2. Eyssalet J.M.; *shen* ou Linstant Créateur; Edit. Guy Trédaniel 1990
3. Macciocia G. : The Psyche in Chinese Medicine. Ch Livingston 2009
4. de Coux H., La peur et reve; 8th symposium, Aix en Provence; Edition De Verlaque 1991
5. Yuen, J; Series of lectures between 2000 and 2013 in Winterthur, Switzerland : Insomnia in Chinese Medicine; Interpretation and clinical significance of Dreams; Mind and the Emotions

3 Therapie von Schlafstörungen gemäß der Muster-Differenzierung

Wie bereits in den Klassikern zu sehen war, gilt auch heute noch das Prinzip: Fülle beseitigen – Mangel auffüllen!

Dies bedeutet die erkennbaren Pathogene zu eliminieren und/oder einen energetischen Mangel entsprechend der fehlenden Energie zu tonisieren.

Zusammenfassung

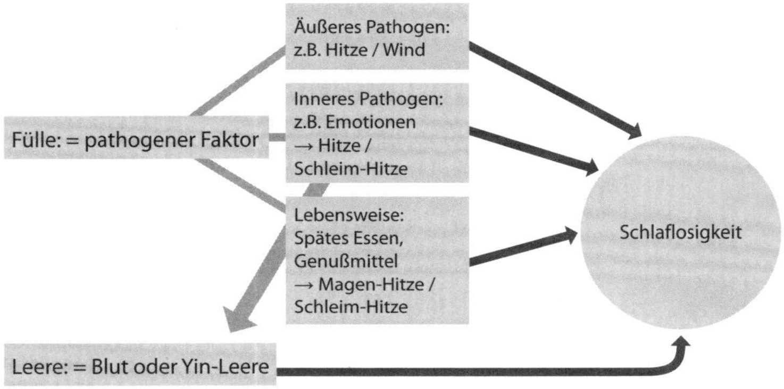

3.1 Fülle-Muster (repletio, *shi*)

Pathogene – innere sowie äußere – führen zu Fülle-Muster (repletio, *shi*), wobei diese auch von Stagnation begleitet sein können. Vereinfachend könnte man sagen, bei Schlaflosigkeit sollten vor allem folgende drei Mechanismen beachtet werden: Hitze beunruhigt den Geist (*shen*), Schleim blockiert die Sinnes-Öffnungen oder Stagnation/Stase engt den Geist ein. Jede Situation für sich und besonders auch Kombinationen daraus, können zu Schlaflosigkeit führen.

Hitze (ardor, *huo*)-Prozesse

Allgemein gilt die Aussage, dass Hitze (ardor, *huo*) immer auch Unruhe verursacht, insbesondere im FK Herz (**Herz-Feuer** (ardor cardiale, *xinhuo*)) und im FK Leber (**Leber-Feuer** (ardor hepatici, *ganhuo*)). Indirekt führt aber auch bei der Leber-Qi-Stagnation die sogenannte „Stagnations-Hitze" zu innerer Unruhe und Schlaflosigkeit. Denn Hitze hat immer die Tendenz nach oben zu steigen und somit den Geist (*shen*) zu irritieren.

Schleim (pituita, tan, *tanyin*), welcher die Sinnesöffnungen blockiert

Nicht selten führt dies zu einer Kombination von Schleim und Hitze („heißer Schleim").

Ausgeprägte Stagnationen des Qi und der Blut-Stase

Qi-Stagnation kann einerseits zu Hitze transformieren und dadurch den Geist (*shen*) stören (siehe oben), andererseits ist Qi für den Fluss von Blut (Xue) zuständig. Stagniert das Qi, fließt auch Blut (Xue) nicht mehr frei. Da Blut die Wurzel des *shen* darstellt, führt Blut-Stase (Stase Xue, *ganxue*) häufig – fast könnte man sagen immer – auch zu psychischen Problemen.

Zusätzlich Störungen der Mitte:

- FK Magen-Qi – Stagnation und Hitze
- FK Milz-Feuchte – Hitze und Nahrungsstagnationen

3.1.1 Schlaflosigkeit aufgrund von Feuer im FK Herz (ardor cardiale, xinhuo)

Diskussion des Pathomechanismus

Wenn Patienten lange Zeit zu vielen Sinnesreizen ausgesetzt sind, wird der Geist (*shen*) ständig stimuliert.

Da Feuer immer nach oben steigt, irritiert dies zwangsläufig auch die „Seelen" *hun* und *shen* und stört den nächtlichen Schlaf.

Symptome und Klinik

Patiententypus: Hektischer, überdrehter Typus mit rotem Gesicht. Auffallend leuchtende Augen mit begeistertem Blick

Psychischer Befund: Spricht schnell, lacht viel (und unangemessen). Unruhe, Ängste, Schlaflosigkeit, Irritierbarkeit, emotionale Schwankungen

Körperliche Symptome: Rotes Gesicht, inneres Hitzegefühl, Zahnfleischbluten, Zungenbrennen, Stomatitis, Mundulcerationen, Durstgefühl, gerötete Augen, Palpitationen und Herzrasen. Tinnitus, Blutungen aus Mund oder Nase; eitrige Hauteffloreszenzen, Abszedierungen. Ausscheidungen sind konzentriert, evtl. Obstipation, dunkler, konzentrierter Urin.

Zunge: Der Zungenkörper ist rot, insbesondere die Spitze. Der Belag ist gelblich

Puls: Die Pulse sind übervoll (pp. repleti, *shimai*) und beschleunigt (pp. celeri, *shumai*)

Therapiestrategien

Die Hauptaufgabe besteht in der Klärung der Hitze sowie Beruhigung des Geistes, denn Hitze „irritiert" und beunruhigt immer den Geist (*shen*).

Arzneitherapie

Basisrezeptur

Dekokt, welches das Herz klärt (*Xie xin tang*)

Coptidis rhizoma (*huanglian*)	6 g
Scutellariae radix (*huangqin*)	6-9 g
Rhei rhizoma (*dahuang*)	2-6 g

Erläuterung der Rezeptur

Hier werden sehr kalte und bittere Arzneien eingesetzt, die diese Fülle-Hitze (calor, *re*) klären und nach unten hin ableiten können. Die Herrscher-Arznei Coptidis rhizoma (*huanglian*) ist eine der potentesten Arzneien, wenn es darum geht Hitze (calor, *re*) aus dem FK Herz (o. cardialis, *xin*) zu eliminieren. Oft wird sie auch als Botenmittel zum FK Herz (o. cardialis, *xin*) eingesetzt. Rhei rhizoma (*dahuang*) dient – insbesondere bei einer vorhandenen Verstopfung – zum Abführen von Hitze über die FK Dünndarm (o. intestini tenuis, *xiaochang*) und FK Dickdarm (oo. intestinorum, *chang*).

Modifikationen

- Bei Nachtschweißen: Ostrae concha (*muli*) 6 g und Draconis os (*longgu*) 6 g
- Bei ausgeprägter Reizbarkeit: Cucurmae tuber (*yujin*) 6 g

Akupunktur – Mögliche Punkte (Auswahl)

- He 9 (C 9, *shaochong*)
- He 8 (C 8, *shaofu*)
- He 7 (C 7, *shenmen*)
- Pc 8 (*laogong*)
- Pc 7 (*daling*)
- Bl 15 (V 15, *xinshu*)
- Du 19 (Rg 19, *houding*)
- N-HN-54 (*anmian*)
- M-HN-3 (*yintang*)

Erläuterung der Punkte

He 9 (C 9, *shaochong*) – Durchdringung des Shaoyin
Jing-Brunnen- und Holz-Punkt (Tonisierungspunkt) des FK Herz (o. cardialis, *xin*)

Der *jing*-Brunnen-Punkt. Am Ende des FK Herz (o. cardialis, *xin*) ist eine starke dynamische Veränderung des Qi´s von Yang zu Yin zu sehen. Dieser Punkt hat die Fähigkeit, exzessive Hitze im FK Herz (Yang) zu klären. Wie die meisten *jing*-Brunnen-Punkte hilft er das Bewusstsein wiederherzustellen und ist daher sehr wirkungsvoll bei Schlaflosigkeit, welche nach einem Schock oder einem Trauma, wie es oft bei Unfällen mit Bewusstlosigkeit zu finden ist, entstanden ist.

Der Holz-Punkt He 9 (C 9, *shaochong*) hat eine stark bewegende Funktion, deshalb hilft er bei der Wiederherstellung des Bewusstseins. Er klärt Wind, demzufolge hat er einen beruhigenden Effekt, welches dem FK Herz (o. cardialis, *xin*) erlaubt, sich wieder mit dem Geist (*shen*) zu verwurzeln und beim Einschlafen hilft.

Zuletzt: He 9 (C 9, *shaochong*) hat die Fähigkeit sehr stark Hitze zu klären, samt fiebriger Hitze des FK Herz (o. cardialis, *xin*). Dadurch beruhigt es den Geist (*shen*) und kann Albträume behandeln, welche durch Hitze entstanden sind.

He 8 (C 8, *shaofu*) – Residenz des Shaoyin
Ying-Quellen- und Feuer-Punkt des FK Herz (o. cardialis, *xin*)

Der *Ying*-Quellen-Punkt – nach dem *Klassiker der Schwierigkeiten 1*

Ying-Quellen-Punkte sind bei „Hitze im Körper" angezeigt. Deshalb hat He 8 (C 8, *shaofu*) eine stark Feuer klärende Wirkung des FK Herz (o. cardialis, *xin*).

Der Feuer-Punkt - He 8 (C 8, *shaofu*) ist der Feuer-Punkt des Feuerelementes. Daher kann er bei Schwäche stärken oder wie die anderen Feuer-Punkte verwendet werden, um exzessives Feuer zu beseitigen. Diese können sonst zu einem unruhigen Geist und emotionaler Unruhe führen.

Er kann auch bei Schlaflosigkeit verwendet werden, wenn diese durch Juckreiz entstanden ist. Wie im *Su wen* erläutert, kommt Schmerz und Juckreiz vom Herzen.

Zuletzt: He 8 (C 8, *shaofu*) ist ein Hauptpunkt um Herz-Hitze zu klären, welche durch Symptome wie Schlaflosigkeit und unruhiger Geist begleitet werden, dies beruhigt den Geist (*shen*).

He 7 (C 7, *shenmen*) – Tor des Geistes
Shu-Bach-Punkt, *yuan*-Ursprungs- und Erd-Punkt des FK Herz (o. cardialis, *xin*)

Der *yuan*-Ursprungspunkt He 7 (C 7, *shenmen*) hat eine selbstregulierende Fähigkeit. Daher ist er sehr effektiv um Fülle zu reduzieren und bei bestehendem Mangel wieder zu kräftigen. Laut *Nan jing*, Frage 66: „Der Bachpunkt der 5 Leitbahnen der inneren (*zang*-Organe) sind Orte, an denen auch die *yuan*-Energie fließt. Deshalb kann es den Qi- und Blutfluss verteilen und dadurch den Geist beruhigen". Aufgrund seiner Stellung als Quellen-Punkt des FK Herz (o. cardialis, *xin*) hat er eine spezielle Wirkung um den Geist (*shen*) zu beruhigen und zurückzuführen.

Der Erd-Punkt He 7 (C 7, *shenmen*) hat die Fähigkeit, den unruhigen Geist zu verankern und Frieden im Geist (*shen*) wieder herzustellen. Dies ist bei den 5 Elementen (*wuxing*) zu sehen, wenn die 4 Elemente um die Erde als Zentrum platziert sind. Die Erde steht ausgleichend zwischen Wasser und Feuer, deshalb haben die Erd-Punkte, besonders die der Feuer- und Wasser-Yin-Leitbahnen (He 7, Pc 7, Ni 3) die Möglichkeit den Geist (*shen*) zu beruhigen. Alle können bei unruhigem Schlaf verwendet werden.

Laut dem *Nan Jing*, dem Klassiker der Schwierigkeiten, „...in Fällen von Schwäche stärke die Mutter, in Fällen von Fülle schwäche das Kind". Der Erd-Punkt (Kind) He 7 (C 7, *shenmen*) hat die Fähigkeit, Hitze vom FK Herz zu reduzieren. He 7 (C 7, *shenmen*) bewegt daher bei Fülle-Mustern durch den 5-Elemente-Kreislauf, vom Herzen zur Milz, vom Feuer zur Erde.

Zuletzt: He 7 (C 7, *shenmen*) ist der Hauptpunkt um den Geist (*shen*) zu beruhigen und zu regulieren. Daher fördert er den Schlaf.

Anmerkung: Er kann auch benutzt werden, bei Schlaflosigkeit nach Trauma, wenn das *shen* nicht im Herzen residieren kann.

Pc 8 (*laogong*) – Palast der Mühsal
Ying-Quellen- und Feuer-Punkt der Perikard-Leitbahn (c. pericardialis, *xinbaojing*)

Der *Ying*-Quellen-Punkt – laut dem *Klassiker der Schwierigkeiten 1*

Ying-Quellen-Punkte sind bei „Hitze im Körper" (ardor, *huo*) angezeigt. Der *Spiritual Pivot* gibt an, dass das Perikard als einer der wichtigsten Leitbahnen angesehen wird, um den FK Herz (o. cardialis, *xin*) zu behandeln. Deshalb hat Pc 8 (*laogong*) einen stark Feuer klärenden Effekt auf die Perikard- und Herz-Leitbahn.

Der Feuer-Punkt Pc 8 (*laogong*) kann benutzt werden, um Hitze vom Herzen zu klären und um den Geist zu beruhigen. Er kann auch bei Schlaflosigkeit verwendet werden, welche durch Juckreiz wie bei Urtikaria entstanden ist.

Zuletzt: Pc 8 (*laogong*) ist ein starker Punkt, um den Geist zu beruhigen und Hitze aus der Perikard- und Herz-Leitbahn zu klären. Dies beruhigt den Geist (*shen*).

Anmerkung: Pc 8 ist auch sehr gut, wenn der Schlaf durch Tachykardie gestört ist.

Pc 7 (*daling*) – Großer Grabhügel
Shu-Bach-, *yuan*-Ursprungs- und Erd-Punkt der Perikard-Leitbahn (c. pericardialis, *xinbaojing*)

Der *yuan*-Ursprungspunkt – Pc 7 (*daling*) hat eine selbstregulierende Fähigkeit, daher wird er verwendet um Fülle zu reduzieren und um Mangel aufzufüllen. Dieser Punkt ist sehr effektiv, wenn Hitze (calor, *re*) auftritt und den Geist (*shen*) stört.

Der Erd-Punkt – wie die meisten Punkte der Perikard-Leitbahn (c. pericardialis, *xinbaojing*) hat Pc 7 (*daling*) einen substantiellen Einfluss auf den FK Herz und den Geist (*shen*). Als Erd-Punkt der Perikard-Leitbahn (c. pericardialis, *xinbaojing*), welcher zum Feuer gehört, kann Pc 7 durch den *sheng*-Zyklus Hitze reduzieren. Er ist auch sehr wichtig, wenn Hitze (calor, *re*) in die Blutebene eindringt und den Geist (*shen*) unruhig werden lässt.

Anmerkung: Da das Perikard stark mit vertrauten Beziehungen verbunden ist, kann dieser Punkt auch bei Schlaflosigkeit aufgrund von Trennungen von Nahestehenden verwendet werden.

Bl 15 (V 15, *xinshu*) – Zustimmungspunkt des Herzens

Der Zustimmungspunkt – Bl 15 (V 15, *xinshu*) hat einen stark ausgleichenden Einfluss auf den FK Herz (o. cardialis, *xin*). Es leitet Schleim (pituita, *tan, tanyin*) aus, welcher die Öffnungen trübt und klärt Herz-Feuer (ardor cardiale, *xinhuo*), welches extreme Schlaflosigkeit mit exzessivem Träumen hervorruft. Er hat auch die Möglichkeit das Herzblut und Qi zu tonisieren.
Zuletzt: Bl 15 (V 15, *xinshu*) gleicht das Herz-Qi aus, beseitigt Herz-Feuer, leitet Herz-Schleim aus und beruhigt den Geist (*shen*). Er ist auch indiziert bei Schlafproblemen mit Palpitationen und Durchschlafstörungen aufgrund von Träumen. Zusätzlich nährt er das Blut (Xue), unterstützt das Yin und beruhigt den Geist (*shen*), um beim Einschlafen zu helfen.

Du 19 (Rg 19, *houding*) – Hof des Geistes

Aufgrund seiner Beziehung mit dem Geist (*shen*) und dem Herzen ist die Gouverneur Leitbahn (*dumai*) sehr effektiv, um mentale und emotionale Probleme wie den unruhigen und gestörten Geist (*shen*) zu behandeln.

Anmerkung: Kann bei unregelmäßigem Herzschlag oder anderen organischen Herzproblemen, die den Schlaf stören, verwendet werden, ebenso bei Schlafproblemen nach Trauma.

N-HN-54 (*anmian*) – Schlaf

Beruhigt den Geist (*shen*) und hilft beim Einschlafen. Guter zusätzlicher Punkt bei vielen Schlafproblemen. Lokalisiert am Kopf, hat es die Möglichkeit den Geist (*shen*) zu beruhigen.

M-HN-3 (*yintang*) – Siegelhalle
Verwurzelt und beruhigt den Geist. Passend bei folgenden Symptomen: Schlaflosigkeit, Ängstlichkeit und Aufgeregtheit. Liegt zwischen den Augen (wird manchmal auch das 3. Auge genannt) auf dem Konzeptionsgefäß. Dieser Punkt hat die Fähigkeit, das Yin zurück zum Herzen zu bringen und kann deshalb bei einer Reihe von Schlafproblemen verwendet werden.

Akupunkturpunkt-Kombinationen

- He 7 (C 7, *shenmen*) in Kombination mit Pc 7 (*daling*) kann das Herz-Feuer befrieden und den Geist (*shen*) beruhigen
- Du 19 (Rg 19, *houding*) in Kombination mit Ren 15 (< 15, *jiuwei*) beruhigt den Geist (*shen*) und fördert den Schlaf
- M-HN-3 (*yintang*) in Kombination mit He 7 (C 7, *shenmen*) und MP 6 (L 6, *sanyinjiao*) verwurzelt den Geist (*shen*), beruhigt die Psyche und fördert den Schlaf
- Pc 7 (*daling*) in Kombination mit Pc 8 (*laogong*) und Gb 12 (*wangu*) leitet Feuer aus und reguliert und beruhigt den Geist (*shen*)

3.1.2 Schlaflosigkeit aufgrund von Feuer im FK Leber (ardor hepatici, ganhuo)

Diskussion des Pathomechanismus

Wenn Patienten lange Zeit hohen Stressbelastungen ausgesetzt sind, passt sich der Organismus häufig allmählich daran an. Schulmedizinisch würde man von einem auf Dauer erhöhten Sympatico-Tonus sprechen können, mit der Unfähigkeit, wieder in den entspannenden „Vagus"-Modus zurückzuschalten. Dies kann durch starke berufliche Anforderungen oder auch durch emotionalen Stress, durch Ehe- oder Beziehungsprobleme bedingt sein. Diese führen dann zu einer Einschnürung des Qi im FK Leber (*stase qi hepatici, ganyu*). Diese eingeschränkte Schwingungsmöglichkeit und der fehlende freie Fluss im FK Leber zeigt sich dann in Form von ständigem **Ärger,** Zorn (ira, *nu*) und großer **Reizbarkeit**. Es können auch **Stimmungsschwankungen**, schnelles Gekränktsein, Unzufriedenheit und unterdrückte Gefühle auftreten.

Da Feuer immer nach oben steigt, irritiert dies zwangsläufig auch die „Seelen" *hun und shen* und beeinträchtigt tagsüber die Grundstimmungslage und nachts die Schlafqualität.

Symptome und Klinik

Patiententypus: Ungeduldiger, dominanter Typus, der schnell gereizt reagiert. Stechende Augen, herausfordernder Blick.

Psychischer Befund: Reizbarkeit, **Stimmungsschwankungen**, schnelles gekränkt sein, Unzufriedenheit und unterdrückte Gefühle, Hitzewallungen vermehrt bei Stress und Überforderung **während des Tages**. Die Folgen sind schlechte Schlafqualität und besonders auch frühmorgendliches Erwachen.

Körperliche Symptome: Spannung oder Schmerzen im Hypochondrium, Kopfschmerzen, bitterer Mundgeschmack, **erhöhter Blutdruck**, **harter Stuhl**, evtl. Müdigkeit, die sich durch Bewegung verbessert. Ausscheidungen wie Urin sind dunkel. Genitalekzeme, Urethritis, Herpes genitalis, Pyelonephritis, Blasenentzündungen, Entzündungen der Beckenorgane.

Befunde

Zunge: Der Zungenkörper ist besonders an den Rändern rot, kann aufgerollte Ränder aufweisen.

Puls: übervoll (pp. repleti, *shimai*) und besonders links in der mittleren Position saitenförmig (pp. chordales, *xianmai*) und beschleunigt (pp. celeri, *shumai*).

Therapiestrategien

Die Hauptaufgabe besteht in der Klärung der Hitze (calor, *re*) und Drainierung von Feuchtigkeit (humor, *shi*) aus dem FK Leber (o. hepaticus, *gan*) und FK Gallenblase (o. felleus, *dan*), denn Hitze „irritiert" die Wanderseele *hun* und beunruhigt dadurch ebenfalls die nachfolgende Wandlungsphase Feuer und so den Geist (*shen*).

Arzneitherapie

Basisrezeptur

Gentiana radix Dekokt, das die Leber entlastet (*Long dan xie gan tang*)

Bupleuri radix (*chaihu*)	6 g
Gentiana scabra radix (*longdan*)	6 g
Alismatis rhizoma (*zexie*)	6 g
Plantaginis semen (*cheqianzi*)	6 g
Clematidis armandii caulis (*chuanmutong*)	6 g
Angelicae sinensis radix (*dangui*)	6 g
Glycyrrhizae radix et rhizoma (*gancao*)	3 g
Scutellariae radix (*huangqin*)	6 g
Rehmanniae radix (*dihuang*)	6 g
Gardeniae fructus (*zhizi*)	6 g

Erläuterung der Rezeptur

Die Rezeptur klärt Feuer aus dem FK Leber (o. hepaticus, *gan*) und dem FK Gallenblase (o. felleus, *dan*) und klärt feuchte Hitze im unteren Erwärmer. In dieser Rezeptur wird die Hitze diesmal nicht über den Darm (wie bei *Xie xin tang*), sondern über die Harnwege abgeleitet. Dazu werden Nässe drainierende Arzneien mit kalter Thermik eingesetzt. Dazu auch kalte und bittere Arzneien, die noch effektiver die vorhandene Hitze aus Leber und Gallenblase klären können. Auch diese Rezeptur (wie bei *Xie xin tang*) ist nur bei reinen Fülle-Mustern angezeigt und sollte nicht unmodifiziert bei gleichzeitigem Mangel-Zeichen verordnet werden.

Modifikationen

- Bei ausgeprägten Träumen/Albträumen: Draconis os (*longgu*) 6 g
- Bei ausgeprägter Aggressivität: Albizziae cortex (*hehuanpi*) und Cucurmae tuber (*yujin*) 6 g

Bei **erhöhtem Blutdruck**: höhere Dosierung von Alismatis radix (*zexie*) 10-15 g, Prunellae spica (*xiakucao*) 9 g und Eucommiae cortex (*duzhong*) 6 g

Akupunktur – Mögliche Punkte (Auswahl)

- Le 1 (H 1, *dandun*)
- Le 2 (H 2, *xingjian*)
- Gb 43 (F 43, *xiaxi*)
- Bl 18 (V 18, *ganshu*)
- Pc 7 (*daling*)

Erläuterung der Punkte

Le 1 (H 1, *dandun*) – Große Aufrichtigkeit

Jing-Brunnen und Holz-Punkt des FK Leber (o. hepaticus, *gan*)

Der *jing*-Brunnen-Punkt hat die Stärke, den Zustand der Schlaflosigkeit umzuwandeln. Wenn die Leber exzessiv ist und Schlaflosigkeit verursacht, kann Le 1 (H 1, *dandun*) den Schlaf herbeiführen. Bei dem *jing*-Brunnen-Punkt ist das Qi am stärksten Yang und wandelt sich hier in Yin um.

Le 1 (H 1, *dandun*) hat die Möglichkeit, sofort Hitze zu beseitigen. Der Effekt wird durch blutiges Nadeln an dem Punkt verstärkt.

Der Holz-Punkt. Im Holzelement hat Le 1 (H 1, *dandun*) eine stark bewegende Funktion, kann Wind besänftigen und beruhigt dadurch den Willen und den Geist. Er kann bei Schlaflosigkeit mit Kopfschmerzen oder nach Schlaganfal verwendet werden.

Zuletzt: Le 1 (H 1, *dandun*) kann Feuer und Wind klären, das Leber-Qi verteilen und Stagnation zerstreuen, dadurch kann er den Geist (*shen*) beruhigen.

Le 2 (H 2, *xingjian*) – Herausrinnendes Quellwasser

Ying-Quellen und Feuer-Punkt des FK Leber (o. hepaticus, *gan*)

***Ying*-Quellen-Punkt** – Le 2 (H 2, *xingjian*) kann das Leber-Feuer klären. Der besondere Charakter des Frühlings mit dem Heraussprießen aus der Erde gibt dem *ying*-Quellen-Punkt eine große Kraft sich zu öffnen und zu entfalten. Er kann dadurch Stagnation beseitigen und Hitze austreiben.

Der Feuer-Punkt des Holzelementes, Le 2 (H 2, *xingjian*) beruhigt vorwiegend das Leber-Feuer, welches in den FK Herz eindringen kann und ernsthafte Störungen des Geistes hervorruft, begleitet durch manische Störungen, Schlaflosigkeit und Palpitationen. Das „Große Kompendium der Akupunktur und Moxibustion" sagt: „Wenn die Leber exzessiv ist, reduziere *xingjian* – Leber 2".

Zuletzt: Le 2 (H 2, *xingjian*) ist ein sehr wichtiger Punkt, um Leber-Feuer zu besänftigen und um das Leber-Qi zu verteilen. Daher beruhigt er den Geist (*shen*).

Gb 44 (F 44, *zuqiaoyin*) – Höhle am Fuß

Jing-Brunnen und Metall-Punkt des FK Gallenblase (o. felleus, *dan*)

Der *jing*-Brunnen-Punkt - Gb 44 (F 44, *zuqiaoyin*) - hat die Fähigkeit Feuer zu löschen, welches Albträume, Unruhe und Schlaflosigkeit verursacht.

Des Weiteren verwurzelt er das unruhige *shen* und gibt dem Geist wieder Frieden.

Der Metall-Punkt des Holzelementes. Laut den 5 Elementen kontrolliert Metall das Holz. Dieser Punkt hat eine kontrollierende und ausgleichende Funktion und kann sehr gut bei der Balancierung zwischen den Elementen Metall und Holz verwendet werden. Auch bei Fällen von Schlaflosigkeit aufgrund von einer gereizten Leber oder Gallenblase. Er kann auch die Beziehung zwischen *hun*-Leber (Holz) und *po*-Lunge (Metall) ausgleichen. Daher hat er einen sehr guten Effekt auf das Träumen und Albträume. Besonders bei Träumen mit Gewalt.

Zuletzt: Gb 44 (F 44, *zuqiaoyin*) kann Feuer klären und den Geist (*shen*) besänftigen. Er hat einen starken Effekt auf Albträume, welche aufgrund einer *hun*- und *po*-Dysbalance entstehen.

Gb 43 (F 43, *xiaxi*) – Verengtes Tal

Ying-Quellen und Wasser-Punkt des FK Gallenblase (o. felleus, *dan*)

Der *ying*-Quellen-Punkt Gb 43 (F 43, *xiaxi*) kann Feuer klären. Laut dem *Nan jing* Schwierige Fragen, Frage 68, „ist ein Quellenpunkt gut anzuwenden, wenn heiße Empfindungen vorliegen". **Der Wasser-Punkt** der Holz-Leitbahn Gb 43 (F 43, *xiaxi*) hat eine nährende und kühlende Funktion auf das Holz. Dies kann die aufsteigende Energie des Feuers, welche Ärger und Frustration verursacht, besänftigen. Daher ist er gut um den Geist (*shen*) zu beruhigen. Gut bei Kopfschmerzen oder Migräne, die nach dem Aufwachen entstehen.

Zuletzt: Gb 43 (F 43, *xiaxi*) kann Feuer klären und den Geist (*shen*) beruhigen. Reduziert Agitiertheit und besänftigt Ärger.

Bl 18 (V 18, *ganshu*) – Zustimmungspunkt der Leber

Der **Zustimmungspunkt Bl 18** hat eine stark ausgleichende Wirkung auf die Leber. Meister Dan-xi der Jin-Yuan Dynastie sagt: „Die Leber regiert die Verteilung". Er reguliert Leber-Feuer und beseitigt Feuchte-Hitze (calor hu-

midus, *shire*), wenn sich die Stagnation des Leber-Qi´s in Feuer umwandelt. Dann wird Ärger, Manie und gestörter Schlaf entstehen.
In einigen Texten ist eine Kombination von *shu-* und *mu*-Punkten genannt, daher kann er sehr gut mit Le 13 (F 13, *zhangmen*) kombiniert werden, wenn die Schlaflosigkeit aufgrund von Leberproblemen besteht.

Zuletzt: Bl 18 hat die Fähigkeit, Blut (Xue) zu stärken und das Leber-Qi zu regulieren und zu befreien. Daher beruhigt er den Geist (*shen*) und reduziert Ärger und Frustration.

Pc 7 (*daling*) – Großer Hügel

Shu-Bach, *yuan*-Ursprungs- und Erd-Punkt der Perikard-Leitbahn (c. pericardialis, *xinbaojing*)

Der *yuan*-Ursprungspunkt - Pc 7 (*daling*) hat eine selbstregulierende Fähigkeit. Er wird verwendet, um Fülle zu reduzieren und Mangel wieder aufzubauen. Dieser Punkt ist sehr effektiv sobald Hitze hochsteigt, um den Geist zu beruhigen.

Der Punkt von *jueyin*. Der FK Perikard und der FK Leber teilen sich dieselbe Schicht (*jueyin*). Deshalb sieht man oft, dass die Leber-Hitze (ardor hepatici, *ganhuo*), welche durch Wut entsteht, auf das Perikard und das Herz übertragen werden kann. In diesem Fall wird dieser Punkt verwendet, um die Hitze, welche durch Wut und Frustration entstanden ist, zu reduzieren.

Zuletzt: Pc 7 (*daling*) ist sehr effektiv, um den Geist zu beruhigen - besonders, wenn die Wurzel der Hitze im *jueyin* und im Leberbereich steckt.

Zusätzlich können eingesetzt werden:

Du 19 (Rg 19, *houding*) - Hinterer Scheitel, N-HN-54 (*anmian*) – Schlaf und M-HN-3 (*yintang*) – Siegelhalle

Akupunkturpunkt-Kombinationen

- **Le 2 (H 2, *xingjian*)** in Kombination mit Pc 7 (*daling*) haben beide eine stark Feuer klärende Funktion, regulieren das *jueyin* und haben einen zusätzlichen Effekt auf das Perikard durch die Besänftigung des Geistes.

- **Le 2 (H 2, *xingjian*)** in Kombination mit Ni 7 (R 7, *fuliu*). Aufgrund des *sheng*-Zyklus haben die Nieren die Fähigkeit, exzessives Leber-Feuer zu regulieren. Sie beruhigen den Geist besonders bei zugrundeliegendem Nieren-Mangel.

- **Le 1 (H 1, *dandun*)** in Kombination mit Pc 9 (*zhongchong*), mit blutiger Technik, hat vorwiegend eine stark Feuer klärende Funktion. Deshalb klärt er den Geist (*shen*) und kann bei exzessivem Leber-Feuer mit Agitiertheit verwendet werden.

3.1.3 Schlaflosigkeit aufgrund von Schleim-Hitze (calor pituitae, tanre)

Diskussion des Pathomechanismus

Der zweite große pathogene Faktor (neben der Hitze – calor, *re*), der die Psyche und damit letztlich auch den Schlaf erheblich beeinträchtigen kann, ist eingedickte Feuchtigkeit (humor, *shi*) – Schleim (pituita, *tan, tanyin*). Schleim steigt häufig allmählich nach oben, wenn er über längere Zeit im System „herumliegt". Dadurch werden allmählich die feinen, sensiblen Sinnesöffnungen verlegt und *shen* wird vernebelt: Schleim (pituita, *tan, tanyin*) blockiert die Sinne. Bezüglich des Schlafens kann es bei Schleim-Pathologien zu Beginn sogar zu einem erhöhten Schlafbedürfnis kommen. Im Lauf der Zeit werden aber oft die gegenteiligen Auswirkungen sichtbar: unterbrochener Schlaf, verlegte Atemwege, Schnarchen und verwirrter Geist.

Die Ursache liegt in den allermeisten Fällen im mittleren Erwärmer, wo eine unzureichende Umwandlung der aufgenommen Speisen und Getränke zum Liegenbleiben von Feuchtigkeit (humor, *shi*) und allmählich zu Bildung von Schleim (pituita, *tan*) führt. Die Gründe liegen dabei entweder in einer übermäßigen Zufuhr von zu „feuchter" Nahrung - wie Süßigkeiten, Fetten oder Alkoholika oder in einer konstitutionellen Schwäche des FK Milz (o. lienalis, *pi*), der die aufgenommene Nahrung nicht vollständig transformiert bekommt.

Symptome und Klinik

Patiententypus: Phlegmatischer behäbiger Typus, der entweder über- oder aber auch untergewichtig sein kann. Trüber, glasiger Blick.

Psychischer Befund: benebelter Kopf, unklares Denken, Unruhezustände, Verwirrtheit, Hitzegefühle, vermehrt spät abendliches und schweres Essen, Übermaß an Genussmitteln wie Alkohol, Nikotin oder Süßigkeiten. Stress und Überforderung. Schlechte Schlafqualität mit wenig erholsamem Schlaf, Schlaflosigkeit mit Ein- und Durchschlafstörung, Schnarchen, evtl. auch Schlaf-Apnoe-Syndrom.

Körperliche Symptome und Klinik: Nicht selten pastöser Typus, Neigung zu Gewichtsproblemen, Verdauungs- und Stuhlgangsprobleme mit breiigen Stühlen, Oberbauchbeschwerden mit Druck- und Völlegefühl, Sodbrennen. Schwindel und Tinnitus treten ebenfalls häufig auf.

Befunde

Zunge: Der Zungenkörper ist rot, insbesondere die Spitze. Der Belag ist dick, klebrig und gelblich

Puls: Die Pulse sind schlüpfrig (pp. lubrici, *huamai*), saitenförmig (pp. chordales, *xianmai*) und evtl. beschleunigt (pp. celeri, *shumai*)

Therapiestrategien

Hier muss einerseits Schleim (pituita, *tan*) transformiert und gleichzeitig Hitze (calor, *re*) geklärt werden. Dann wird der Geist (*shen*) weniger eingeschränkt und wieder besser „versorgt".

Arzneitherapie

Basisrezeptur

Dekokt, das die Gallenblase wärmt (*Wen dan tang*)	
Pinelliae rhizoma (*banxia*)	6 g
Bambusae caulis i. T. (*zhuru*)	6 g
Citri reticulatae pericarpium (*chenpi*)	6 g
Citri immature fructus (*zhishi*)	6 g
Poria scleroticum (*fuling*)	6 g
Glycyrrhizae radix (*gancao*)	3 g
Zingiberis rhizoma sheng jiang (*shengjiang*)	4 g

Erläuterung der Rezeptur

Hier werden gleichzeitig warme, scharfe Arzneien – zur Transformation des Schleims (pituita, *tan*) – und Kühle zur Eliminierung der Hitze (calor, *re*) eingesetzt. Besonders wichtig sind hier die doppelt vorhandenen Qi regulierenden Drogen, damit der gestörte Qi-Mechanismus wieder ins Fließen gebracht wird, der durch Schleim blockiert wird.

Klinische Wirksamkeit (Erfahrungen des Autors)

Diese Rezeptur verwende ich gern bei einer schwereren Schlafproblematik wie z. B. beim Schlaf-Apnoe-Syndrom, wobei häufig eine behinderte Nasenatmung durch Rachen- und Nasenverschleimung anzutreffen ist.

Auch Schnarchen tritt hierbei oft als begleitendes Problem auf. Es sollte jedoch immer darauf geachtet werden, dass die Schleim-Akkumulation den Hauptmechanismus darstellt.

Modifikationen

- Bei ausgeprägten Obstruktionen im Nasen- und Nebenhöhlenbereich: Xanthii fructus (*cangerzi*) 6 g und Angelicae dahuricae radix (*baizhi*)
- Bei Schleimobstruktion der Sinnesöffnungen: Acori tatarinowii (*shichangpu*) 6 g und Amomi fructus (*sharen*) 6 g

Akupunktur – Mögliche Punkte (Auswahl)

- Pc 5 (*jianshi*)
- Ma 40 (S 40, *fenglong*)
- Ma 45 (S 45, *lidui*)
- MP 1 (L 1, *yinbai*)
- MP 4 (L 4, *gongsun*)
- MP 6 (L 6, *sanyinjiao*)
- Ren 15 (Rs 15, *jiuwei*)
- Ren 14 (Rs 14, *juque*)
- Bl 43 (V 43, *gaohuangshu*)
- Bl 20 (V 20, *pishu*)
- Bl 19 (V 19, *danshu*)
- Bl 18 (V 18, *ganshu*)
- Bl 15 (V 15, *xinshu*)
- M-HN-3 (*yintang*)

Erläuterung der Punkte

Pc 5 (*jianshi*) – Vermittler
Jing-Fluss und Metall-Punkt der Perikard-Leitbahn (c. pericardialis, *xinbao-jing*)

Der Metall-Punkt - Pc 5 (*jianshi*) kann Fülle des Feuerelementes durch den *sheng*-Zyklus kontrollieren, daher kann er Feuer klären.

Der *jing*-Fluss-Punkt hat eine ständige und starke Bewegungsfähigkeit. Er kann deshalb den Fluss verbessern und Obstruktionen beseitigen. Das *Spiritual Pivot* sagt: „Das Perikard wird als die Hauptleitbahn betrachtet, um das Herz zu behandeln". Deshalb ist Pc 5 (*jianshi*) sehr effektiv, um Schleim (pituita, *tan*) zu beseitigen, welcher die Herzöffnungen trübt.

Zuletzt: Pc 5 (*jianshi*) ist ein Hauptpunkt, wenn Schleim die Körperöffnungen blockiert und das Herz und die Psyche trübt, daher beruhigt er den Geist (*shen*) und fördert den Schlaf.

Ma 40 (S 40, *fenglong*) – Üppige Fülle
Luo-Verbindungspunkt des FK Magen (o. stomachi, *wei*)

Der *luo*-Verbindungspunkt. Die *luo*-Verbindungspunkte sind Zweige der Hauptleitbahnen, welche durch verschiedene Organe des Körpers laufen, besonders verbinden sie die *zang*- und *fu*-Organe desselben Elementes.

Die divergente Leitbahn des Magens verbindet sich mit dem Herzen und der Haupt-Leitbahn des Magens mit dem Gouverneursgefäß (s. regens, *dumai*). Daher beruhigt Ma 40 (S 40, *fenglong*) den Geist (*shen*) und beseitigt Schleim (pituita, *tan*), welcher das Herz (Xue) stört.

Zuletzt: Ma 40 (S 40, *fenglong*) ist ein Hauptpunkt, um Schleim (pituita, *tan*) und Feuchtigkeit (humor, *shi*) im Körper zu beseitigen. Er ist angezeigt, wenn jemand vor dem Schlafen gehen zu viel denkt. Besonders angezeigt bei zu viel Grübeln und wenn dasselbe Problem immer wieder durchgekaut wird.

Ma 45 (*lidui*) – Unterdrückte Heiterkeit
Jing-Brunnen und Metall-Punkt des FK Magen (o. stomachi, *wei*)

Der *jing*-Brunnen-Punkt Ma 45 (S 45, *lidui*) hat die Fähigkeit Hitze und Schleim-Hitze zu klären und beruhigt daher den Geist. Er reduziert Hitze und Fieber des *yangming*. Daher klärt er Hitze in der Verdauung aufgrund von Lebensmittelvergiftungen, sowie Delirium und Schlafstörungen aufgrund von übermäßigem Essen.

Als Metall-Punkt des Erdelementes kann Ma 45 (S 45, *lidui*) exzessives Feuer und Schleim-Feuer reduzieren.

Zuletzt: Ma 45 (S 45, *lidui*) ist sehr effektiv um Schlaflosigkeit zu behandeln, welche durch exzessives Träumen aufgrund von Feuer- oder Schleim-Hitze entstanden ist. Kann bei Schlaflosigkeit verwendet werden, welche durch zu viel Alkohol oder übermäßigem Essen verursacht wurde.

MP 1 (L 1, *yinbai*) – Verborgenes Weiß
Jing-Brunnen und Holz-Punkt des FK Milz (o. lienalis, *pi*)

Der *jing*-Brunnen-Punkt MP 1 (L 1, *yinbai*) hat die Fähigkeit, Hitze zu reduzieren und Stagnation zu zerstreuen. Aufgrund der Hitze klärenden Funktion und der Verbindung zum Herzen ist er in der Lage, den Geist zu beruhigen, wenn das *shen* gestört wird und von Symptomen wie Schlaflosigkeit mit Albträumen und ruhelosen Träumen begleitet wird.

Der Holz-Punkt. Da *hun*, welches zum Holz gehört, die Erde (*yi*) und die Milz aufwühlt, kommt es zu traumgestörtem Schlaf, Schlaflosigkeit und mentaler Agitiertheit. Als der Holz-Punkt des Erdelementes hat MP 1 (L 1, *yinbai*) die Fähigkeit die Milz zu kontrollieren und Fülle zu reduzieren.

Zuletzt: MP 1 (L 1, *yinbai*) kann Hitze, Agitiertheit und zwanghafte Gedanken reduzieren, welche den Schlaf stören und den Geist beruhigen.

MP 4 (L 4, *gongsun*) – Großvater und Enkelsohn
Luo-Verbindungspunkt des FK Milz (o. lienalis, *pi*), Einschaltpunkt des *chongmai*

Der *luo*-Verbindungspunkt. Die *luo*-Verbindungspunkte sind Äste der Hauptleitbahnen, welche durch verschiedene Organe des Körpers ziehen. Die Milz ist mit dem Herzen verbunden, deshalb kann MP 4 (L 4, *gongsun*) Schleim und Feuchtigkeit ausleiten, welche das Herz stören und Schlaf- und Ruhelosigkeit verursachen.

Als der Einschaltpunkt des *chongmai* wird er als „das Meer des Blutes" gesehen. MP 4 (L 4, *gongsun*) hat die Fähigkeit, das Blut zu den inneren Organen zu bringen und hat eine starke Funktion auf den Blutfluss der Organe, besonders des Herzens. Daher kann er das Herzblut stärken und den Geist beruhigen und ebenso Schlaflosigkeit aufgrund von Blutleere behandeln.

Zuletzt: MP 4 (L 4, *gongsun*) hat eine starke bewegende Funktion auf Qi und Blut, ist fähig Feuchtigkeit (humor, *shi*) und Schleim (pituita, *tan*) auszuleiten, Obstruktionen aufzulösen und den Geist zu beruhigen. Auch ist er für Obstruktionen des *yi* geeignet, welche zwanghafte Gedanken erzeugt, die den Schlaf stören.

MP 6 (L 6, *sanyinjiao*) – Treffen der drei Yin
Verbindungspunkt der Milz-, Leber- und Nieren-Leitbahnen

Der Verbindungspunkt der Milz-, Leber- und Nieren-Leitbahnen. Das *„Komplette Werk von jing-yue"* sagt: *„mingmen* (das Lebensfeuer, welches in den Nieren gespeichert ist) ist das Meer von Essenz und Blut, die Milz ist das Meer von Wasser und Getreide; die beiden zusammen bilden die Basis der Fünf *zang* und Sechs *fu*". MP 6 (L 6, *sanyinjiao*) hat eine breite Wirkungsweise, er kann Feuchtigkeit beseitigen, den Geist beruhigen, die Milz, sowie Qi und Blut stärken. Deshalb kann er alle Sorten von Schlaflosigkeit behandeln. Laut dem *„Hilfreiche Fragen in der Medizin"*: „Wenn du das Bedürfnis hast, eine Kommunikation zwischen Herz und Nieren herzustellen, dann musst du die Erde als einen Vermittler verwenden".

Der Punkt der Milz MP 6 (L 6, *sanyinjiao*). Da die Milz zum Erdelement gehört, hilft er die Gedanken zu sammeln und die besorgte Psyche zu beruhigen und hilft daher beim Einschlafen.

Zuletzt: MP 6 (L 6, *sanyinjiao*) ist einer der Hauptpunkte um Schlaflosigkeit zu behandeln. Dank seiner großen klinischen Anwendbarkeit stärkt er das Blut und Yin, von Leber, Nieren und Milz. Dadurch beruhigt er das *shen* und stärkt das Herz. Er kann sehr gut in Fällen von Mangel und Feuchtigkeit verwendet werden.

Ren 15 (Rs 15, *jiuwei*) – Taubenschwanz
Luo-Verbindungspunkt des Konzeptionsgefäßes

Der *luo*-Verbindungspunkt. Ren 15 (Rs 15, *jiuwei*) verbindet sich mit allen Verbindungsleitbahnen, welche durch das Abdomen verlaufen und bedecken dadurch die Abdominalregion. Daher kann er abdominale Störungen und den Schlaf behandeln. Ren 15 (Rs 15, *jiuwei*) hat auch einen beruhigenden Effekt auf den Geist, wenn Schleim die Herzöffnungen benebelt.

Zuletzt: Ren 15 (Rs 15, *jiuwei*) kann die Yin-Organe behandeln und somit den Geist beruhigen.

Anmerkung: Der *Spiritual Pivot* bezeichnet diesen Punkt als den *yuan*-Punkt des „*gao*". Dieser Begriff bezieht sich auf das Areal unter dem Herzen. Dadurch hat er einen tiefen Effekt auf das Herz und kann Ansammlungen in diesem Areal behandeln, die das Herz betreffen und den Schlaf stören.

Ren 14 (Rs 14, *juque*) – Großes Palasttor
Vorderer *mu*-Punkt des Herzens

Der *mu*-Punkt hat die Fähigkeit, das Herz zu harmonisieren, Fülle zu reduzieren und bei Mangel wieder aufzufüllen, obwohl er spezifischer bei Fülle eingesetzt wird.

Ren 14 (Rs 14, *juque*) kann Hitze (calor, *re*) klären und Schleim (pituita, *tan*) ausleiten, der die Herzöffnungen vernebelt. Er kann deshalb den Geist (*shen*) beruhigen.

Bl 43 (V 43, *gaohuangshu*) – Sitz der Vitalen

Bl 43 (V 43, *gaohuangshu*) hat die Fähigkeit, Hitze zu klären, reichert das *yuan*-Qi an und kräftig das Yin. Er kann außerdem Schleim transformieren und den Geist (*shen*) beruhigen.

Anmerkung: Bl 43 (V 43, *gaohuangshu*) bezieht sich auf das Areal unter dem Herzen. Bl 43 (V 43, *gaohuangshu*) ist als der *yuan*-Punkt des „*gao*" aufgeführt, während „*huang*" sich auf das Areal über dem Diaphragma bezieht. Es wird gesagt, wenn eine Krankheit das *gaohuang* betrifft, ist eine Heilung schwierig. Dies bedeutet auch, dass dieser Punkt sehr gut bei schwierigen und chronischen Erkrankungen in diesem Areal und bei Schlaflosigkeit hilft.

Bl 20 (V 20, *pishu*) – Zustimmungspunkt der Milz

Der *shu*-Punkt hat die Fähigkeit, die Milz zu regulieren, Fülle zu reduzieren und bei Mangel wieder aufzubauen. Laut dem *Nan ching*, *Wichtige Fragen*, Kapitel 23 und 74, verabscheut die Milz Feuchtigkeit. „Feuchtigkeit, Schwellung und Fülle gehören alle zur Milz und wenn die Milz krank ist, wird Feuchtigkeit erzeugt".

Zuletzt: Bl 20 (V 20, *pishu*) ist ein Hauptpunkt um die Milz zu stärken und Feuchtigkeit (calor, *re*) und Schleim (pituita, *tan*) zu beseitigen. Deshalb kann er verwendet werden, wenn der Schlaf durch Feuchtigkeit und Schleim gestört ist, vor allem bei Milz-Mangel.

Bl 19 (V 19, *danshu*) – Zustimmungspunkt der Gallenblase

Der *shu*-Punkt hat die Fähigkeit, die Gallenblase zu regulieren, Fülle zu reduzieren und bei Mangel wieder aufzufüllen. Bl 19 (V 19, *danshu*) kann immer dann verwendet werden, wenn Feuchte-Hitze in die Gallenblase eindringt und die Gallensekretion vermindert.

Wann immer Feuchte-Hitze in die Gallenblase eindringt, kann sie zum Herzen vordringen und es attackieren. Dies kann Schlaflosigkeit, begleitet von Palpitationen und Angst, verursachen.

Zuletzt: Bl 19 (V 19, *danshu*) kann Feuchte-Hitze aus dem FK Gallenblase (o. felleus, *dan*) ausleiten und den Geist (*shen*) beruhigen, besonders bei

Schlaflosigkeit mit Angst und wenn der Schlaf aufgrund von Depressionen, entstanden durch mangelnde Entscheidungskraft, gestört ist.

Bl 18 (V 18, *ganshu*) – Zustimmungspunkt der Leber
Der Zustimmungspunkt hat eine stark ausgleichende Wirkung auf die Leber. Er reguliert Leber-Feuer und beseitigt Feuchte-Hitze, wenn sich die Stagnation des Leber-Qi´s in Feuer umwandelt. Dann wird Ärger, Manie und gestörter Schlaf entstehen.

Bl 15 (V15, *xinshu*) – Zustimmungspunkt des Herzens
Der Zustimmungspunkt Bl 15 (V 15, *xinshu*) hat einen stark ausgleichenden Einfluss auf das Herz. Es leitet Schleim (pituita, *tan*) aus, welcher die Öffnungen trübt und klärt Herz-Feuer, welches extreme Schlaflosigkeit mit exzessivem Träumen hervorruft.

Zuletzt: Bl 15 (V 15, *xinshu*) gleicht das Herz-Qi aus, beseitigt Herz-Feuer, leitet Herz-Schleim aus und beruhigt den Geist (*shen*). Er ist auch indiziert bei Schlafproblemen mit Palpitationen und Durchschlafstörungen aufgrund von Träumen.

M-HN-3 (*yintang*) – Siegelhalle
Öffnet die Sinnesöffnungen, klärt und sediert den Geist. Er kann deshalb bei einer Reihe von Schlafproblemen, soweit bei verstopfter Nase mit häufigem Schnarchen, verwendet werden.

Zusätzlich können eingesetzt werden: Du 19 (Rg 19, *houding*, Hinterer Scheitel, eig. Hof des Geistes), und N-HN-54 (*anmian*) – Schlaf Siegelhalle

Akupunktur-Kombinationen

- **MP 1 (L 1, *yinbai*)** - in Kombination mit Ma 44 klärt er die Hitze des FK Magen und des FK Milz, welche Albträume verursachen können. Daher beruhigt er den Geist (*shen*) und hilft beim Einschlafen.
- **Ren 12 (Rs 12, *zhongwan*)** - in Kombination mit Ren 9 (*shuifen*) und Bl 20 (V 20, *pishu*), stärkt die Milz und leitet Feuchtigkeit (calor,

re) und Schleim (pituita, *tan*) aus. Schlafstörungen aufgrund von Schleim sieht man oft bei dicken Menschen. Dieser Schlaf ist oft von Schnarchen begleitet.

- **MP 9 (L 9, *yinlingquan*)** - in Kombination mit MP 6 (L 6, *sanyinjiao*), Feuchtigkeit (calor, re) und Schleim (pituita, *tan*) werden ausgeleitet. MP 6 (L 6, *sanyinjiao*) hat die Fähigkeit den Geist (*shen*) zu beruhigen.
- **MP 1 (L 1, *yinbai*)** in Kombination mit Ma 45 (S 45, *lidui*), behandelt Schlaflosigkeit, welche von Alpträumen und ruhelosen Träumen begleitet ist.
- **Pc 5 (*jianshi*)** in Kombination mit Ma 40 (S 40, *fenglong*), leitet Schleim aus und reduziert Hitze im Herzen.
- **Ma 40 (S 40, *fenglong*)** in Kombination mit Ren 14 (Rs 14, *juque*), leitet Schleim des Herzens aus.
- **M-HN-3 (*yintang*)** in Kombination mit Di 20, öffnet die Nase und unterstützt den Abfluss von Schleim aus Nase und Nebenhöhlen.

3.1.4 Schlaflosigkeit aufgrund von Leber-Qi-Stagnation (qi hepatici, ganqi)

Diskussion des Pathomechanismus

Eine Stagnation des Qi-Flusses im FK Leber (o. hepaticus, *gan*) erzeugt häufig – wenn sie über längere Zeit besteht – zwei weitere Komplikationen:

1. Hitze (calor, *re*); oft als Stagnations-Hitze bezeichnet. (Dazu haben wir bereits etwas bei der Besprechung des Leber-Feuers (ardor hepatici, *ganhuo*) gehört.)

2. Aus Qi-Stagnation wird oft eine zunehmende Stagnation oder Stase des Xue. Die Stagnations-Hitze steigt als aufsteigendes Leber-Yang nach oben und irritiert hier die Seelen-Aspekte *shen* und *hun*

Symptome und Klinik

Patiententypus: Typisch hierbei ist häufig das früh morgendliche Erwachen in der Leber-Zeit (ich sehe oft Leber-Symptome wesentlich später als im Lehrbuch – nämlich um ca. 3:00-5:00 Uhr – dies ist verständlich, wenn man berücksichtigt, dass wir unseren Lebensrhythmus weit nach hinten verschoben haben). Der Patient kann danach meist nicht mehr einschlafen und plant schon die Dinge, die am kommenden Tag zu erledigen sind.

Psychische Symptome: Gefühl von innerer Anspannung und Gereiztheit, bedrückte oder frustrierte Grundstimmung. Diese Schlaflosigkeit tritt oft verstärkt in Zeiten vermehrter Anspannung und Stress auf.

Körperliche Symptome: Begleitend können Kopfschmerzen im Schläfen- oder Scheitelbereich vorhanden sein, ebenso auch Krämpfe und Koliken im Darm wie bei einem Reizkolon. Bei Frauen bestehen nicht selten auch Beschwerden wie beim PMS-Syndrom oder Dysmenorrhoe, vor oder während der Mens.

Befunde

Zunge: Belag oft unauffällig, Zungenkörper: rote Ränder mit evtl. aufgerollten Rändern

Puls: voll (pp. repleti, *shimai*) und saitenförmig (pp. chordales, *xianmai*)

Therapiestrategien

Bei diesem Stagnations-Muster steht die Regulation als Therapie im Vordergrund. Bei Leber-Qi-Stagnation wird vor allem das Leber-Qi in Fluss gebracht und vorsichtig eine mögliche Stagnations-Hitze geklärt. Umso länger andauernd und chronifizierter die Stagnation ist, umso wichtiger kann die Bewegung und Aufhebung von Blut-Stasen werden. Hierzu sollten zu den Xue regulierenden Arzneien auch immer Qi regulierende Komponenten kombiniert werden.

Arzneitherapie

Basisrezeptur 1: (Schwerpunkt mehr auf Qi-Stagnation)

Bupleurum Dekokt, das die Leber entlastet (*Chaihu shu gan san*)

Bupleuri radix (*chaihu*)	6 g
Paeoniae albae radix (*baishao*)	6 g
Citri reticulatae pericarpium (*chenpi*)	6 g
Citri immaturi fructus (*zhishi*)	6 g
Cyperi rhizoma (*xiangfu*)	6-9 g
Ligustici radix (*chuanxiong*)	6-9 g
Glycyrrhizae radix (*gancao*)	3-5 g

Klinische Wirksamkeit (Erfahrungen des Autors)

Bei Stress geplagten Patienten wirkt eine Regulierung des Leber-Qi auch auf die Schlafqualität wahre Wunder.

Daran wird deutlich wie wichtig der freie Fluss von Qi und Xue für ein seelisches Gleichgewicht ist und die Fähigkeit, entsprechend tief entspannen zu können. Diese Muster-Präsentation treffe ich insbesondere bei jüngeren Patienten bis in die mittlere Lebensphase an, die große berufliche oder private Anforderungen zu bewältigen haben. Wegweisend für die korrekte Diagnose sind hier die roten, aufgerollten Zungenränder und der saitenförmige Puls (p. chordal, *xianmai*).

Modifikationen

- Bei ausgeprägter depressiver Stimmungslage: Albizziae cortex (*hehuanpi*) und Cucurmae tuber (*yujin*) 6 g

Anmerkung: Obige Basis-Rezeptur legt den Schwerpunkt der Behandlung mehr auf die Regulation und Auflösung der Qi-Stagnation. Jedoch wirkt Ligustici radix (*chuanxiong*) sowohl Qi als auch Blut regulierend. Der sich aus der Stagnation ergebenden Stagnations-Hitze wird durch die überwiegend leicht kühle Natur der Arzneien in dieser Rezeptur Rechnung getragen.

Akupunktur – Mögliche Punkte (Auswahl)

- Le 1 (H 1, *dandun*)
- Le 3 (H 3, *taichong*)
- Le 14 (H 14, *qimen*)
- Pc 6 (*neiguan*)
- He 6 (C 6, *yinxi*)
- Bl 18 (V 18, *ganshu*)
- Bl 15 (V 15, *xinsh*)
- Bl 14 (V 14, *jueyinshu*)
- Di 4 (IC 4, *hegu*)

Erläuterung der Punkte

Le 1 (H 1, *dandun*) – Große Aufrichtigkeit

Jing-Brunnen- und Holz-Punkt des FK Leber (o. hepaticus, *gan*)

Der *jing*-Brunnen-Punkt hat die Kraft, den Zustand der Schlaflosigkeit umzuwandeln. Wenn die Leber exzessiv ist und Schlaflosigkeit verursacht, kann Le 1 (H 1, *dandun*) den Schlaf herbeibringen.

Der Holz-Punkt. Im Holzelement hat Le 1 (H 1, *dandun*) einen starken bewegenden Effekt und kann auch Wind besänftigen, wodurch der Geist beruhigt wird. Dieser Punkt kann auch bei Schlaflosigkeit mit Kopfschmerzen verwendet werden.

Weiterhin kann Le 1 (H 1, *dandun*) Feuer und Wind klären, das Leber-Qi verteilen und Stagnation beseitigen. Daher beruhigt er den Geist (*shen*).

Le 3 (H 3*, taichong*) – Höchster Angriffspunkt
Shu-Bach, *yuan*-Ursprungs- und Erd-Punkt des FK Leber (o. hepaticus, *gan*)

Der *yuan*-Ursprungspunkt Le 3 (H 3, *taichong*) hat eine selbstregulierende Fähigkeit. Daher wird er verwendet, um Fülle zu reduzieren und bei Mangel zu stärken. Laut dem *Nan jing*, Schwierige Fragen, Frage 66: „Der Beginn (der Ursprung) ist ein ehrenwerter Name des Dreifachen Erwärmers; darum werden die Stellen, an denen die Energie (*yuanqi*) des Dreifachen Erwärmers verweilt, die Ursprungspunkte (oder *yuan*-Punkte) genannt werden".

Über den *Shu*-Bach-Punkt sagt das *Nan jing,* Frage 66: „Die Bachpunkte der fünf inneren Leitbahnen sind auch Stellen, an denen die *yuan*-Energie fließt. Deshalb kann es das Qi und den Blutfluss verteilen, daher beruhigt er den Geist." Deshalb ist es sehr effektiv, das Qi im ganzen Körper zu verteilen und Stagnation aufzulösen.

Der Erd-Punkt Le 3 (H 3, *taichong*) kann das Leber-Qi im ganzen Körper verteilen und das Leber-Yang verwurzeln, dadurch beruhigt er den Geist.

Zuletzt: Le 3 (H 3, *taichong*) ist ein wichtiger Punkt um das Leber-Yang, den Leber-Wind und den Geist (*shen*) zu besänftigen.

Le 14 (H 14*, qimen*) – Tor des Zyklus
Mu-Punkt der Leber und Verbindungspunkt des FK Leber und des FK Milz mit dem *yinwei*-Gefäß

Der *mu*-Punkt hat die Fähigkeit, die Leber zu besänftigen, reduziert Fülle und stärkt bei Mangel. Man sagt, „Qi ist der Kommandant des Blutes, wenn sich Qi bewegt, bewegt sich Blut". Dies beschreibt die Fähigkeit von Le 14 (H 14, *qimen*), das den Blut- und Qi-Fluss fördert.

Zuletzt: Le 14 kann das Qi verteilen, das Blut aufbauen und den Geist beruhigen.

Anmerkung: Manchmal wird der Name des Punktes mit „Tor der Hoffnung" übersetzt. Dieser Name spiegelt die Fähigkeit wider, eine träge Psyche anzutreiben, welche sich in Depressionen, Hoffnungslosigkeit und Antriebslosigkeit manifestiert hat.

Auch bei frustrierenden Gedanken anwendbar, welche den Schlaf stören und den Patienten um 3 Uhr mit Kopfschmerzen und Depressionen wach werden lassen.

Le 14 (H 14, *qimen*) ist der letzte Punkt des FK Leber (o. hepaticus, *gan*). Dort wo das Qi zum nächsten Punkt, Lu 1 fließt, verbindet er die *hun*-Seele, welche mit der Leber verbunden ist, mit der *po*-Seele, die zur Lunge gehört. Diese Beziehung von *hun* und *po* ist wichtig für das Träumen und einen guten Schlaf.

Pc 6 (*neiguan*) – Inneres Tor
Luo-Verbindungspunkt der Perikard-Leitbahn (c. pericardialis, *xinbaojing*) und der Schlüsselpunkt des Haltenetzes des Yin (s. retinens yin, *yinweimai*)

Der *luo*-Verbindungspunkt - Die *luo*-Verbindungspunkte sind, wie beschrieben, Äste der Hauptleitbahnen und verbinden die *zang* und *fu* desselben Elementes, genauso wie verschiedene Organe im Körper.

Der Schlüsselpunkt des Haltenetzes des Yin (s. retinens yin, *yinweimai*) – Pc 6 (*neiguan*) hilft dem Yin sich zu verwurzeln. Dies unterstützt das Herzstück des Schlafes, welches der wichtigste Schritt vom Yang zum Yin darstellt. Auf der anderen Seite, hat der Punkt die Fähigkeit, Obstruktionen von Qi, Blut und Schleim zu zerstreuen und kann den Geist beruhigen.

Zuletzt: Pc 6 (*neiguan*) ist der *lou*-Punkt der *jueyin*-Leitbahn, welcher die Erweiterung des FK Leber (o. hepaticus, *gan*) ist. Daher hat er die Fähigkeit, emotionale Stagnationen durch Liebe und Einsamkeit, welche mit dem Perikard verbunden sind wie auch Frustration, welche mit der Leber verbunden ist, zu zerstreuen. Daher beruhigt er den Geist.

He 6 (C 6, *yinxi*) – Yin-Spalt

Xi-Spaltenpunkt des FK Herz (o. cardialis, *xin*)

Der *xi*-Spalt-Punkt hat die Fähigkeit sehr stark das Herz-Qi zu regulieren, kann dadurch Obstruktionen von Qi und Blut lösen, daher kann er den Geist kontrollieren und besänftigen. Er kann sehr gut verwendet werden, wenn das Aufwachen mit einen Gefühl von „Herzproblemen" wie Palpitationen, Tachykardie, Herzrhythmusstörungen und Enge der Brust einhergeht.

Zuletzt: He 6 (C 6, *yinxi*) kann Stagnation zerstreuen, besonders in Bezug auf das Herz und bei Herzsymptomen und klärt außerdem den Geist.

Bl 18 (V 18, *ganshu*) – Zustimmungspunkt der Leber

Der Zustimmungspunkt der Leber hat eine stark ausgleichende Wirkung auf die Leber. Meister Dan-xi der Jin-Yuan-Dynastie sagt: „Die Leber regiert die Verteilung". Er reguliert Leber-Feuer und beseitigt Feuchte-Hitze, wenn sich die Stagnation des Leber-Qi´s in Feuer umwandelt. Dann wird Ärger, Manie und gestörter Schlaf entstehen. In einigen Texten ist eine Kombination von *shu*- und *mu*-Punkten genannt, daher kann er sehr gut mit Le 13 (F 13, *zhangmen*) kombiniert werden, wenn die Schlaflosigkeit aufgrund von Leberproblemen besteht.

Zuletzt: Bl 18 hat die Fähigkeit Blut zu stärken und das Leber-Qi zu regulieren und zu befreien. Daher beruhigt er den Geist und reduziert Ärger und Frustration.

Bl 15 (V 15, *xinshu*) – Zustimmungspunkt des Herzens

Der Zustimmungspunkt Bl 15 (V 15, *xinshu*) hat einen stark ausgleichenden Einfluss auf das Herz. Er leitet Schleim (pituita, *tan*) aus, welcher die Öffnungen trübt und klärt Herz-Feuer, welches extreme Schlaflosigkeit mit exzessivem Träumen hervorruft.

Zuletzt: Bl 15 (V 15, *xinshu*) gleicht das Herz-Qi aus, beseitigt Herz-Feuer, leitet Herz-Schleim aus und beruhigt den Geist. Er ist auch indiziert bei Schlafproblemen mit Palpitationen und Durchschlafstörungen aufgrund von Träumen.

Bl 14 (V 14, *jueyinshu*) – Zustimmungspunkt des jueyin
Zustimmungspunkt des Perikards

Als Zustimmungspunkt des *jueyin* - Bl 14 (V 14, *jueyinshu*) hat die Fähigkeit, Stagnationen in der Brust zu beseitigen, indem er den Qi-Fluss ausdehnt und dadurch einem Leber-Qi-Stau vorbeugt.

Zuletzt: Bl 14 (V 14, *jueyinshu*) ist bei Qi-Stagnation in der Brust und im Herzen angezeigt, genauso wie bei Leber-Qi-Stagnation. In Kombination mit Bl 15 (V 15, *xinshu*), kann er das Herz noch stärker regulieren.

Di 4 (IC 4, *hegu*) – Vereinte Täler
Yuan-Ursprungspunkt des FK Dickdarm (o. intestini crassi, *dachang*)

Der *yuan*-Ursprungspunkt Di 4 (IC 4, *hegu*) wird als das Tor des Qi´s gesehen, deshalb kann es Qi über den ganzen Körper verteilen.

Der *yuan*-Ursprungspunkt - laut dem *Nan jing*, Frage 66: „...ist der Dreifache Erwärmer für die Bewegung der Ursprungsenergie, dem *yuan*-Qi in den Yang-Leitbahnen, verantwortlich. Er enthält den Energiefluss der drei Energien (der nährenden Energie - *yingqi*, der Abwehrenergie - *weiqi* und der gesammelten Energie oder *zhongqi*), welche als die drei Energien der drei *jiaos* beschrieben werden. ...Der „Anfang" (oder Ursprung) ist ein ehrenwerter Name des Dreifachen Erwärmers; darum wird die Stelle, wo die Energie des Dreifachen Erwärmers residiert, der Ursprungspunkt (oder *yuan*-Punkt) genannt." Deshalb bewegt Le 4 nicht nur das Qi, sondern er tonisiert es auch.

Zuletzt: Di 4 (IC 4, *hegu*) hat eine stark Qi verteilende Funktion im ganzen Körper.

Weitere mögliche Punkte:

- Du 19 (Rg 19, *houding*) – Hof des Geistes
- N-HN-54 (*anmian*) – Schlaf
- M-HN-3 (*yintang*) – Siegelhalle

Akupunktur-Kombinationen

- **Le 3 (H 3, *taichong*)** in Kombination mit Di 4 (IC 4, *hegu*) sind die „Vier Tore", Di 4 (IC 4, *hegu*) wird als das „Tor des Qi" und Le 3 als „das Tor von Blut" angesehen. Als Ursprungspunkt haben sie die Energie des Dreifachen Erwärmers (*yuanqi*). Dies gibt ihnen die Kraft, Qi- und Blutstagnationen im ganzen Körper aufzulösen. Daher beruhigt er den Geist, besonders bei Menschen, die mit vielen Problemen belastet sind und sich angespannt fühlen. Auch bei begleitenden Symptomen wie Kopfschmerzen, Muskelschmerzen, Nackenschmerzen und Augenproblemen.

- **MP 4 (L 4, *gongsun*)** in Kombination mit Pc 6 (*neiguan*) öffnet das Außerordentliche Gefäß *chongmai*. (Bei dieser Technik wird der Schlüsselpunkt zuerst genadelt, um die Leitbahn zu öffnen. Hierbei nadelt man MP 4 (L 4, *gongsun*) bei Männern zuerst auf der linken Seite und bei Frauen auf der rechten Seite).

3.1.5 Schlaflosigkeit aufgrund von Stase des Xue (ganxue)

Diskussion des Pathomechanismus

Eine Blut-Stase kann durch eine über längere Zeit bestehende Stagnation des Qi-Flusses im FK Leber (o. hepaticus, *gan*) entstehen. **Ye Tian-shi** (*1690-1760 n. Chr.*) formulierte die seither viel beachtete Regel: **Neue Erkrankungen** spielen sich in den Hauptleitbahnen (***jing***) ab und sind eher Qi-Stagnationen - **alte Erkrankungen** in den Netzleitbahnen (reticularis, *luomai*) und manifestieren sich als Stase des Xue. Denn dies betrifft die Dynamik von Qi und Blut: **Qi und Blut: „Qi ist Commander des Blutes"** - das heißt, Qi bewegt Xue. Wenn Qi stagniert, stagniert auch das Xue.

Auch chronifizierte Schmerz-Syndrome sind oft durch eine Stagnation oder Stase im Bereich des Xue gekennzeichnet und gehen daher häufig auch mit Schlafstörungen einher. Die Blut-Stase engt den „Seelen-Raum" von *shen* und *hun* ein, die im Blut ihre Behausung haben. Daher können wir fast immer bei Blut-Stasen auch psychische Alterationen, bedrückte Stimmungslage und insbesondere eben auch Schlafstörungen beobachten.

Symptome und Klinik

Patiententypus: Der Patient wirkt in seiner seelischen Stimmungslage und Schwingungsfähigkeit deutlich eingeschränkt. Es besteht eine schon beinahe „somatisierte" Frustration und innere Stauung.

Psychische Symptome: Gefühl von innerer Anspannung und Gereiztheit, bedrückte oder frustrierte Grundstimmung. Diese Schlaflosigkeit tritt oft verstärkt in Zeiten vermehrter Anspannung und Stress auf.

Körperliche Symptome: Begleitend können chronische Schmerz-Syndrome vorhanden sein. Dies können Kopfschmerzen oder andere Schmerzzustände und bei Frauen auch Regelschmerzen sein. In einigen Fällen liegen den Beschwerden auch organische Ursachen wie Myome oder eine Endometriose zugrunde.

Befunde

Zunge: Zungenkörper livide, Zungenbelag je nach weiteren Pathologien

Puls: rau (pp. asperi, *semai*), gelegentlich auch saitenförmig (pp. chordales, *xianmai*)

Therapiestrategien

Bei diesem Stagnations-Muster steht die Regulation und Aufhebung der Stase im Vordergrund der Therapie. Umso länger andauernd und chronifizierter die Stagnation ist, desto wichtiger wird die Bewegung und Aufhebung von Blut-Stasen. Hierzu sollten zu den Blut regulierenden Arzneien auch immer Qi regulierende Komponenten kombiniert werden. Bei einem zusätzlich begleitenden Blut-Mangel werden die Blut nährenden Arzneien in dieser Rezeptur besonders wichtig.

Arzneitherapie

Basisrezeptur: (Schwerpunkt Blut-Stase)

Dekokt, das Stasen aus dem Haus des Blutes treibt (*Xue fu zhu yu tang*)

Rehmanniae radix praeparata (*shudihuang*)	6-9 g
Paeoniae lactiflorae radix (*baishao*)	6 g
Angelicae sinensis radix (*danggui*)	6-9 g
Ligustici radix (*chuanxiong*)	3-6 g
Carthami flos (*honghua*)	6-9 g
Persicae semen (*taoren*)	6-12 g
Achyranthis radix (*niuxi*)	6-9 g
Citri immaturi fructus (*zhishi*)	6 g
Platycodi radix (*jiegeng*)	6 g
Bupleuri radix (*chaihu*)	3 g
Glycyrrhizae radix (*gancao*)	3 g

Anmerkung: Obige Basis-Rezeptur legt den Schwerpunkt der Behandlung mehr auf die Regulation und Auflösung der Blut-Stase. Zugleich werden zur Unterstützung aber auch Qi regulierende Arzneien eingesetzt. Gleichzeitig sind auch Blut nährende Ingredienzien enthalten, da mit der Blut-Stase häufig eine mangelnde Versorgung mit Blut vorliegt und auch, weil die Blut und Qi bewegenden Arzneien etwas Blut verbrauchende, trocknende Nebenwirkungen aufweisen können.

Klinische Wirksamkeit (Erfahrungen des Autors)

Diese Rezeptur modifiziere ich oft großzügig und passe sie dem entsprechenden Bedarf des individuellen Patienten an. Häufig kann man dabei auch einige Arzneien weglassen, da das Rezept ja relativ umfangreich ist. Diese Mischung sollte insbesondere dann Berücksichtigung finden, wenn die Schlafprobleme bereits seit längerer Zeit bestehen, der Patient oder die Patientin bereits etwas älter ist und/oder andere Geist (*shen*) beruhigende Rezepturen bisher wenig Erfolg gebracht haben. Auch bei chronischen Schmerzpatienten setze ich die Rezeptur in jeweils modifizierter Form gerne ein.

Modifikationen

- Bei ausgeprägter Blut-Stase mit großer Unruhe: Salviae miltiorrihzae radix (*danshen*) 6 g und Curcumae radix (*yujin*) 6 g - beide besitzen neben der Blut regulierenden Wirkung noch einen großen Bezug zum FK Herz und sind gleichzeitig von kühlender Thermik.

Akupunktur – Mögliche Punkte (Auswahl)

- Le 3 (H 3, *taichong*)
- Pc 6 (*neiguan*)
- He 6 (C 6, *yinxi*)
- Bl 18 (V 18, *ganshu*)
- Bl 17 (V 17, *geshu*)
- Bl 15 (V 15, *xinshu*)
- Bl 14 (V 14, *jueyinshu*)
- Di 4 (IC 4, *hegu*)

Erläuterung der Punkte

Le 3 (H 3, *taichong*) – Höchster Angriffspunkt
Shu-Bach, *yuan*-Ursprungs- und Erd-Punkt des FK Leber (o. hepaticus, *gan*)

Der *yuan*-Ursprungspunkt - Le 3 (H 3, *taichong*) hat eine selbst-regulierende Fähigkeit. Daher wird er verwendet, um Fülle zu reduzieren und bei Mangel zu stärken.

Der *Shu*-Bach-Punkt. Das *Nan jing*, Frage 66, sagt: „Die Bachpunkte der fünf inneren Leitbahnen sind auch Stellen, an denen die *yuan*-Energie fließt... Deshalb kann er das Qi und den Blutfluss verteilen und beruhigt daher er den Geist." Darum ist er sehr effektiv, um das Qi im ganzen Körper zu verteilen und die Stagnation aufzulösen.

Der Erd-Punkt Le 3 (H 3, *taichong*) kann das Leber-Qi im ganzen Körper verteilen und das Leber-Yang verwurzeln, dadurch beruhigt er den Geist.

Pc 6 (*neiguan*) – Inneres Tor
Luo-Verbindungspunkt der Perikard-Leitbahn (c. pericardialis, *xinbaojing*) und der Schlüsselpunkt des Haltenetzes des Yin (s. retinens yin, *yinweimai*)

Der *luo*-Verbindungspunkt Pc 6 (*neiguan*) ist mit dem Herzen verbunden, deshalb kann er helfen ihre Funktionen zu regulieren und den Geist zu beruhigen.

Der Schlüsselpunkt der *weimai*-Leitbahn Pc 6 (*neiguan*) hilft dem Yin sich zu verwurzeln, dies unterstützt das Herzstück des Schlafs, welches der wichtigste Schritt vom Yang zum Yin darstellt. Auf der anderen Seite, hat der Punkt die Fähigkeit Obstruktionen von Qi, Blut (Xue) und Schleim (pituita, *tan*) zu zerstreuen und kann daher den Geist (*shen*) beruhigen.

Zuletzt: Pc 6 (*neiguan*) ist der *lou*-Punkt der *jueyin*-Leitbahn, welche die Erweiterung des FK Leber (o. hepaticus, *gan*) ist. Er hat die Fähigkeit emotionale Stagnationen, durch Liebe und Einsamkeit, welche mit dem Perikard verbunden sind sowie Frustration, welche mit der Leber verbunden ist, zu zerstreuen und somit den Geist (*shen*) zu beruhigen.

He 6 (C 6, *yinxi*) – Yin-Spalt
Xi-Spaltenpunkt des FK Herz (o. cardialis, *xin*)

Der *xi*-Spalt-Punkt hat die Fähigkeit sehr stark den Herz-Qi zu regulieren. Er kann dadurch Obstruktionen von Qi und Blut lösen und kann daher den Geist kontrollieren und besänftigen. Er kann sehr gut verwendet werden, wenn das Aufwachen mit einen Gefühl von „Herzproblemen" wie Palpitationen, Tachykardie, Herzrhythmusstörungen und Enge der Brust einhergeht.

Zuletzt: He 6 (C 6, *yinxi*) kann Stagnation zerstreuen, besonders in Bezug auf das Herz und bei Herzsymptomen und klärt somit den Geist.

Bl 18 (V 18, *ganshu*) – Zustimmungspunkt der Leber
Zustimmungspunkt des FK Leber (o. hepaticus, *gan*)

Der Zustimmungspunkt Bl 18 (V 18, *ganshu*) hat eine stark ausgleichende Wirkung auf die Leber. Meister Dan-xi der Jin-Yuan Dynastie sagt: „Die Leber regiert die Verteilung". Er reguliert Leber-Feuer und beseitigt Feuchte Hitze, wenn sich die Stagnation des Leber-Qi´s in Feuer umwandelt. Dann wird Ärger, Manie und gestörter Schlaf entstehen. In einigen Texten ist eine Kombination von *shu*- und *mu*-Punkten genannt. Er kann daher sehr gut mit Le 13 (F 13, *zhangmen*) kombiniert werden, wenn die Schlaflosigkeit aufgrund von Leberproblemen besteht.

Zuletzt: Bl 18 (V 18, *ganshu*) hat die Fähigkeit Blut zu stärken und das Leber-Qi zu regulieren und zu befreien. Daher beruhigt er den Geist und reduziert Ärger und Frustration.

Bl 17 (V 17, *geshu*) – Zustimmungspunkt des Zwerchfelles
Zustimmungspunkt des Zwerchfelles

Der Zustimmungspunkt des Zwerchfelles Bl 17 (V 17, *geshu*) hat einen stark regulierenden Einfluss auf das Diaphragma.

Der Zustimmungspunkt des Blutes (Xue). Laut vielen Klassikern kann Bl 17 (V 17, *geshu*) „alle Blutkrankheiten" behandeln. Die drei großen Störungen, die zu einem gestörten *shen* führen können, Blutleere, Blutstagnation und Hitze im Blut, können alle Schlaflosigkeit hervorrufen, die von verschiedenen Symptomen begleitet werden.

Zuletzt: Bl 17 (V 17, *geshu*) kann Hitze von der Blutebene klären, Blutstasis zerstreuen und hat die Fähigkeit das Blut zu kräftigen. Er lindert Schmerz bei Frauen, wenn diese mit abdominellen Schmerzen aufwachen - dies funktioniert durch die Fähigkeit Blut zu bewegen.

Bl 15 (V 15, *xinshu*) – Zustimmungspunkt des Herzens
Zustimmungspunkt des FK Herz (o. cardialis, *xin*)

Der Zustimmungspunkt Bl 15 (V 15, *xinshu*) hat einen stark ausgleichenden Einfluss auf das Herz. Es leitet Schleim aus, welcher die Öffnungen trübt und klärt Herz-Feuer, welches extreme Schlaflosigkeit mit exzessivem Träumen hervorruft.

Zuletzt: Bl 15 (V 15, *xinshu*) gleicht das Herz-Qi, beseitigt Herz-Feuer, leitet Herz-Schleim aus und beruhigt den Geist. Er ist auch indiziert bei Schlafproblemen mit Palpitationen und Durchschlafstörungen aufgrund von Träumen.

Bl 14 (V 14, *jueyinshu*) – Zustimmungspunkt des jueyin
Zustimmungspunkt des Perikards

Als Zustimmungspunkt des *jueyin* - Bl 14 (V 14, *jueyinshu*), hat die Fähigkeit Stagnationen in der Brust zu beseitigen, indem es den Qi-Fluss ausdehnt und dadurch einem Leber-Qi Stau vorbeugt.

Zuletzt: Bl 14 (V 14, *jueyinshu*) ist bei Qi-Stagnation in der Brust und im Herzen angezeigt, genauso wie bei Leber-Qi-Stagnation. In Kombination mit Bl 15 (V 15, *xinshu*), kann es das Herz noch stärker regulieren.

Di 4 (IC 4, *hegu*) – Vereinte Täler
Yuan-Ursprungspunkt des FK Dickdarm (o. intestini crassi, *dachang*)

Der *yuan*-Ursprungspunkt Di 4 (IC 4, *hegu*) wird als das Tor des Qi´s gesehen, deshalb kann es Qi über den ganzen Körper verteilen.

Weitere mögliche Punkte:

- MP 10 (L 10, *xuehai*) – Meer des Blutes
- Du 19 (Rg 19, *houding*) – Hof des Geistes
- N-HN-54 (*animian*) – Schlaf
- M-HN-3 (*yintang*) – Siegelhalle

Akupunktur-Kombinationen

- **Le 3** (H 3, *taichong*) in Kombination mit Di 4 (IC 4, *hegu*) sind die "Vier Tore". Di 4 wird als das „Tor des Qi" und Le 3 als „das Tor von Blut" angesehen. Als Ursprungspunkt haben sie die Energie des Dreifachen Erwärmers (*yuanqi*). Dies gibt ihnen die Kraft Qi- und Blutstagnationen im ganzen Körper aufzulösen und daher den Geist (*shen*) zu beruhigen. Sie sind besonders geeignet für Menschen, die mit vielen Problemen belastet sind und sich angespannt fühlen. Auch bei begleitenden Symptomen wie Kopfschmerzen, Muskelschmerzen, Nackenschmerzen und Augenproblemen können sie helfen.

- **MP 4** (L 4, *gongsun*) in Kombination mit Pc 6 (*neiguan*) öffnet das außerordentliche Gefäß (*chongmai*) (wenn die Technik verwendet wird, bei der der Schlüsselpunkt zuerst genadelt wird, nadelt man MP 4 (L 4, *gongsun*) bei Männern auf der linken Seite zuerst und bei Frauen auf der rechten Seite zuerst, um die Leitbahn zu öffnen). Der *chongmai* wird als „Das Meer des Blutes" angesehen und kann daher verwendet werden um Blut zu tonisieren. Aber meistens wird er verwendet um Blutstagnation zu zerstreuen und den Geist zu beruhigen.

- **Bl 17** (V 17, *geshu*) in Kombination mit Bl 19 (V 19, *danshu*), manchmal auch mit Bl 43 (V 43, *gaohuangshu*) kombiniert. Die Kombination von Bl 17 (V 17, *geshu*) mit Bl 19 (V 19, *danshu*) ist bekannt als die „Vier Blumen". Diese Kombination hat die Fähigkeit das Blut zu tonisieren und gleichzeitig Stagnation des Diaphragmas zu beseitigen. Dies bezieht sich auf das Verständnis des *gaohuang*, welches der Raum unter dem Herzen ist und für das richtige Funktionieren von Emotionen und der Umwandlung von *jing* und *shen* wichtig ist. Daher fördern Sie den Schlaf.

„Die Vier Blumen" können auch mit Moxibustion verwendet werden um das Blut zu tonisieren. Sie sind bei folgenden Symptomen angezeigt: Schwäche und konsumierende Störungen, welche in dem „Klassiker des supplementierten Lebens mit Akupunktur und Moxibustion" im 13. Jahrhundert niedergeschrieben wurden.

Da sie das Blut regulieren, sind sie auch für konsumierende Störungen (Behandlung mit Moxibustion) angezeigt.

3.1.6 Störungen der Mitte, die den Schlaf beeinträchtigen können

Diskussion des Pathomechanismus

Es wird häufig übersehen, dass nicht nur bei Störungen von den „emotionalen" Funktionskreisen wie Herz und Leber mit Sitz von *shen* und *hun*-Schlafprobleme auftreten können, sondern auch und gerade bei Disharmonien der „Mitte" - also den Funktionskreisen Milz und Magen. Hierbei lassen sich unterscheiden: Magen-Qi-Stagnation/Nahrungsstagnation, die eher den Magen betreffen, sowie Störungen der Milz mit feuchter Hitze und Nahrungsstagnationen, die „tiefer" im Inneren angesiedelt und im westlichen Sinne stärker mit Stoffwechselstörungen verbunden sind.

Bleibt von der Nahrungsumwandlung am Tage zur Nacht etwas liegen, wird es bei weiterem Absinken der Stoffwechselaktivität und der Körperkerntemperatur noch schwieriger, die „Reste" zu verarbeiten. Diese Feuchtigkeit in der Mitte beeinträchtigt die normalen Qi-Bewegungen des Auf- und Absteigens. Es kann zu Nässe-Belastung, Nahrungsstagnation oder anderen Belastungen in den Hohlorganen Magen, Dünn- und Dickdarm und dem *zang*-FK Milz kommen.

3.1.7 *Schlaflosigkeit aufgrund von Qi-Stagnation im FK Magen/Nahrungsstagnation*

Symptome und Klinik

Patiententypus: Oft sorgenvoller Gesichtsausdruck mit Neigung zu Mundgeruch

Psychische Symptome: Typisch sind hier Probleme beim Einschlafen und ein insgesamt sehr oberflächlicher, wenig erholsamer, Schlaf. Nicht selten treten viele Träume auf. Der Patient „verdaut" das Liegengebliebene, also die Nahrung des zu späten oder zu schweren Abendessens, statt das Erlebte des Tages in seinen Träumen zu verarbeiten und seelisch zu „verdauen".

Körperliche Symptome: Druck- und Völlegefühl im Oberbauch, Aufstoßen, Übelkeit, fehlender Durst und Appetit, Erschöpfungsgefühl, besonders am Morgen auftretende Mattigkeit, allgemeines Schweregefühl und Ödemneigung.

Befunde

Zunge: Die Befunde zeigen einen blassen, gedunsenen Zungenkörper, evtl. mit Zahneindrücken. Der Zungenbelag ist vermehrt weißlich, feucht

Puls: Der Puls wird meist als schlüpfrig (pp. lubrici, *huamai*), sowie saitenförmig (pp. chordales, *xianmai*) getastet

Westliche Diagnosen können lauten: Magenleiden, Gastritis, Ulkus ventrikuli oder duodeni, funktionelle Oberbauchbeschwerden, Reizmagen, diverse Nahrungsmittelunverträglichkeiten.

3.1.8 *Schlaflosigkeit aufgrund von feuchter Hitze im FK Milz/Nahrungsstagnation*

Dieses Muster kann Entsprechungen mit einer prädiabetischen Stoffwechsellage aufweisen. Während ein manifester unbehandelter Diabetes in alten chinesischen Texten als „Thirsting and wasting disorders“ (*xiao ke)* beschrieben wurde und mit einem Yin-Mangel (in den drei Erwärmern) assoziiert wird, sind bei zahlreichen Patienten heute das metabolische Syndrom mit komplexen Stoffwechselveränderungen zu beobachten. Dabei treten häufig Fülle-Zeichen im Sinne von zu viel Feuchtigkeit und beginnender Hitze auf, die ihre Ursache in einer entsprechenden Fehl- oder Überernährung in Verbindung mit zu viel Genussmitteln wie Alkohol, Zucker und Kaffee haben können.

Interessant ist hierbei die Tatsache, dass ein erhöhter Insulin-Spiegel als Antagonist zum schlaffördernden Melatonin wirkt. Somit wird eine spät abendliche Mahlzeit mit reichlichen Kohlehydraten (KH) in Kombination mit Eiweiß (gerade diese Kombination scheint besonders als Insulintrigger zu fungieren) eine hohe Insulin-Ausschüttung und konsekutiver Melatonin-Suppression zur Folge haben.dDaher wäre hier neben natürlich diätetischen Maßnahmen im Sinne der Traditionellen Chinesischen Medizin, wie z. B. einer Verringerung der Nahrungsmenge am Abend, zusätzlich auch eine Kürzung der KH-Zufuhr beim Abendessen angeraten.

Therapiestrategien

Bei diesen Krankheitsbildern der Mitte sollten Nässe drainiert, die Qi- und Nahrungsstagnation aufgelöst und der orthograde Qi-Fluss des Magens nach unten wieder hergestellt werden. Hierzu kommen vor allem Verordnungen aus der sogenannten Gruppe „Rezepte, die Qi regulieren und Qi-Rebellion lindern“ sowie Rezepte gegen Nahrungsstagnation in Frage. Darüber hinaus sollten aber auch diätetische Maßnahmen erwogen werden. Insbesondere eine abendliche Reduktion von Kohlehydraten stellt sich häufig als äußerst effektiv in der Verbesserung der Schlafqualität heraus.

Arzneitherapie

1. Basisrezeptur

Das Pulver, das den Magen beruhigt (*Ping wei san*)

Atractylodis rhizoma (*cangzhu*)	9-15 g
Magnoliae cortex (*houpo*)	6-12 g
Citri reticulatae pericarpium (*chenpi*)	6-9 g
Glycyrrhizae radix (*gancao*)	3-6 g
Jujubae fructus (*dazao*)	4 g
Zingiberis recens rhizome (*shengjiang*)	3 g

Erläuterung der Rezeptur:

Diese klassische Rezeptur aus der *Tai Ping*-Ära verwendet aromatische Nässe-Transformierer, die gleichzeitig das Magen-Qi regulieren und absenken können. So wird nicht nur die Qi-Stagnation der Mitte gelöst, sondern auch gleich der Magen-Qi-Fluss hinunter dirigiert, so dass eine aufwärts gerichtete Qi-Rebellion wirksam verhindert wird.

2. Basisrezeptur

Die Pille, die die Harmonie bewahrt (*Bao he wan*)

Fructus crataegi (*shanzha*)	6 g
Massa fermentata (*shenqu*)	6 g
Semen raphani (*laifuzi*)	6 g
Citri reticulatae pericarpium (*chenpi*)	6 g
Pinelliae rhizoma (*banxia*)	6 g
Sclerotium poriae cocos (*fuling*)	6 g
Forsythiae fructus (*lianqiao*)	6 g
Fructus hordei germinatus (*maiya*)	6 g

Erläuterung der Rezeptur:

Diese klassische Rezeptur kombiniert sogenannte Digestiva, d. h. Nahrungsstagnation auflösende Arzneimittel mit dem Basisrezept gegen Schleim-Ansammlung *Er chen tang*. Um einer beginnenden Hitze Entwicklung schon früh entgegen zu wirken, ist auch das kühlende Forsythiae fructus (*lianqiao*) enthalten.

Klinische Wirksamkeit (Erfahrungen des Autors)

Beide Rezepturen können je nach Befund angepasst werden. So können sie sehr gut in der Phase einer Ernährungsumstellung, Gewichtsnormalisierung und Stoffwechsel-Sanierung begleitend eingesetzt werden. Allerdings ist es auch wichtig darauf hinzuweisen, dass allein durch Kräuter – ohne die entsprechenden diätetischen Korrekturen – nur die Symptome und nicht die langfristige Ursache behandelt werden können.

Modifikationen:

- Bei Magen-Hitze: Scutellariae radix (*huangqin*) und Ostrae concha (*muli*)
- Bei ausgeprägter Unruhe: Coptidis rhizoma (*huanglian*)
- Bei rebellierendem Magen-Qi mit Übelkeit und Aufstoßen: Citri immaturi fructus (*zhishi*), Amomi fructus (*sharen*) und Hämatitum (*daizheshi*)

Akupunktur – Mögliche Punkte (Auswahl)

- Ma 37 (S 37, *shangjuxu*)
- Ma 36 (S 36, *zusanli*)
- Ma 25 (S 25, *tianshu*)
- Di 11 (IC 11, *quchi*)
- Ren 12 (Rs 12, *zhongwan*)

- MP 15 (L 15, *daheng*)
- 3E6 (T 6, *zhigou*)
- Pc 6 (*neiguan*)
- Gb 34 (F 34, *yanglingquan*)

Erläuterung der Punkte

Ma 37 (S 37, *shangjuxu*) – Obere große Leere
Unterer *he*-Meerpunkt des FK Dickdarms (o. intestini crassi, *dachang*), Punkt - Meer des Blutes

Der Untere *he*-Meer-Punkt des Dickdarms – Der *Innere Klassiker des Gelben Kaisers* sagt: „Der Dick- und Dünndarm liegen unter dem Einfluss des Magens". Ma 37 hat die Fähigkeit, Obstruktionen und Stagnationen im Darm zu behandeln.

Der Punkt - Meer des Blutes, Ma 37 (S 37, *shangjuxu*) kann das Blut beleben und den Darm befeuchten, um Obstipation vorzubeugen.

Zuletzt: Ma 37 (S 37, *shangjuxu*) kann das Blut (Xue) beleben und kräftigen, den Darm ausgleichen und Obstipation behandeln. Daher kann er Nahrungsmittelstagnationen auflösen.

Ma 36 (S 36, *zusanli*) – Drei Meilen des Fußes
He-Meer und Erd-Punkt des FK Magen (o. stomachi, *wei*)

Der *he*-Meer-Punkt Ma 36 (S 36, *zusanli*) ist ein Hauptpunkt um besonders den Magen zu stärken und zu nähren, ebenso wie den gesamten Körper, da er der Punkt des „Meeres von Wasser und Getreide" ist. Die Hauptfunktion des Magens ist es, die Nahrung zu verarbeiten, in nährstoffreiches Qi zu verwandeln und es in den gesamten Körper zu transportieren. Wenn das Magen-Qi schwach ist, kann es zur Nahrungsstagnation und einem aufsteigenden Qi des Magens führen.

Die Erde liegt in der Beschreibung der Fünf Elemente zwischen dem Feuer und dem Wasser und hat deshalb die Fähigkeit das *shen* und das *jing* ausgeglichen zu halten und es unterstützend zu verwurzeln. Er sorgt für Stabilität und Ruhe und kann daher beim Einschlafen helfen.

Zuletzt: Ma 36 (S 36, *zusanli*) ist der Hauptpunkt um den Magen wieder zu kräftigen. Er kann Nahrungsstagnation beseitigen und dadurch den Geist beruhigen.

Ma 25 (S 25, *tianshu*) – Angel des Himmels
Mu-Punkt des FK Dickdarms (o. intestini crassi, *dachang*)

Der *mu*-Punkt. Laut dem *Spiritual Pivot,* Kapitel 2, gehören der Dünn- und Dickdarm zum Magen. Deshalb kann Ma 25 (S 25, *tianshu*) den Darm regulieren und Fülle-Stagnationen, wie Nahrungsmittelstagnation, zerstreuen.

Zuletzt: Ma 25 (S 25, *tianshu*) kann den Darm harmonisieren, Nahrungsstagnation zerstreuen und das Abdomen entspannen und dadurch den Geist (*shen*) beruhigen.

Anmerkung: Ma 25 (S 25, *tianshu*) liegt in der Mitte des Körpers und hat daher einen zusätzlichen Effekt das Qi zu zentrieren und zu harmonisieren. Er beruhigt den Geist (*shen*) und unterstützt den Schlaf.

Di 11 (IC 11, *quchi*) – Gekrümmter Teich
He-Meer und Erd-Punkt des FK Dickdarms (o. intestini crassi, *dachang*)

Der *he*-Meer-Punkt des Dickdarms Di 11 (IC 11, *quchi*) hat die Fähigkeit, Obstruktionen und Stagnationen im Darm zu behandeln, deshalb hat er die Möglichkeit Passagen frei zu räumen und Nahrungsstagnation vorzubeugen. Der *Innere Klassiker des Gelben Kaisers* sagt: „Der Dick- und Dünndarm liegen unter dem Einfluss des Magens".

Der Erd-Punkt - Di 11 (IC 11, *quchi*) wird hauptsächlich verwendet, um den Darm zu stärken und zu nähren. Die Hauptfunktion des Darms ist der Transport des Unklaren nach unten aus dem Körper heraus, daher kann es Nahrungsstagnation zerstreuen.

Zuletzt: Klärt und zerstreut Nahrungsstagnation und beruhigt den Geist.

Anmerkung: Di 11 (IC 11, *quchi*) wird auch oft verwendet um das Blut bei Blut-Hitze-Konditionen zu kühlen. Deshalb kann er bei Symptomen von Hitze, Fieber, Juckreiz der Haut und Entzündungen angewendet werden.

Ren 12 (Rs 12, *zhongwan*) – Mitte des Epigastriums
Mu-Punkt des FK Magen (o. stomachi, *wei*)

Zusammenkunftspunkt des Konzeptionsgefäßes mit dem Dünndarm, Dreifachen Erwärmer und des FK Magen

Der *mu*-Punkt hat die Fähigkeit den Magen zu regulieren, reduziert Fülle und stärkt bei Schwäche. Er kann exzessive Emotionen, Frust, Sorge, Unsicherheit und übermäßige Beunruhigung harmonisieren. Negative Emotionen während des Essens können einen schlechten Einfluss auf die Verdauung nehmen und diese sogar schädigen. Die Hauptfunktion des Magens ist die Nahrung zu verwerten und das nährstoffreiche Qi herauszuziehen, um es dem gesamten Körper zur Verfügung zu stellen. Wenn das Magen-Qi in Schwäche ist, kann es zur Nahrungsstagnation kommen und das Magen-Qi rebelliert nach oben.

Zuletzt: Ren 12 (Rs 12, *zhongwan*) hat die Fähigkeit Nahrungsstagnation zu zerstreuen und Emotionen zu harmonisieren. Dies hilft bei gestörtem Schlaf, aufgrund von Nahrungs- und Verdauungsproblemen.

MP 15 (L 15, *daheng*) – Große Querfalte
Zusammenkunftspunkt des FK Milz (o. lienalis, *pi*) mit *yinwei*-Gefäß

Der Zusammenkunftspunkt mit dem *yinwei*-Gefäß. Das *yinwei*-Gefäß ist der Partner des *chong*-Gefäßes. Es kann Nahrungsstagnation im Darm lindern. Dies ist das Zentrum des Körpers und kann daher der Erde und dem *yi* helfen, seine Gedanken zu sammeln und zur Ruhe zu kommen.

Zuletzt: MP 15 (L 15, *daheng*) kann Qi-Stagnationen verteilen, Obstipation auflösen, den Darm harmonisieren und den Geist (*shen*) beruhigen.

3E6 (T 6, *zhigou*) – Verzweigter Graben
Jing-Fluss- und Feuer-Punkt des Dreifachen Erwärmers

Der *jing*-Fluss-Punkt hat eine andauernde und starke Fähigkeit, Bewegung zu fördern und kann daher den Fluss unterstützen und Stagnation beseitigen.

3E6 (T 6, *zhigou*) wird hauptsächlich verwendet, um Stagnation im Darm zu zerstreuen und Obstipation zu beheben.

Der Feuer-Punkt 3E6 (T 6, *zhigou*) ist ein Hauptpunkt um Hitze des Körpers und das Minister-Feuer zu klären.

Zuletzt: 3E6 (T 6, *zhigou*) kann Obstipation beheben, das Qi regulieren und Hitze klären, daher kann er den Geist (*shen*) beruhigen.

Pc 6 (*neiguan*) – Inneres Tor
Luo-Verbindungspunkt der Perikard-Leitbahn (c. pericardialis, *xinbaojing*) und der Schlüsselpunkt des Haltenetzes des Yin (s. retinens yin, *yinweimai*)

Die *luo*-Verbindungspunkte sind Äste der Hauptleitbahnen und verbinden die *zang* und *fu* desselben Elementes, genauso wie verschiedene Organe im Körper. Pc 6 (*neiguan*) ist mit dem Herzen verbunden. Deshalb kann er helfen, ihre Funktionen zu regulieren und den Geist (*shen*) zu beruhigen.

Der Schlüsselpunkt des *yinweimai* - Pc 6 (*neiguan*) hilft dem Yin sich zu verwurzeln, dies unterstützt das Herzstück des Schlafes, welches der wichtigste Schritt vom Yang zum Yin darstellt.

Auf der anderen Seite hat der Punkt die Fähigkeit Obstruktionen von Qi, Blut (Xue) und Schleim (pituita, *tan*) zu zerstreuen und kann den Geist (*shen*) beruhigen.

Zuletzt: Pc 6 (*neiguan*) ist der *lou*-Punkt der *jueyin*-Leitbahn, welche die Erweiterung des FK Leber (o. hepaticus, *gan*) ist. Er hat die Fähigkeit, emotionale Stagnationen von Liebe und Einsamkeit, welche mit dem Perikard verbunden sind und Frustration, welche mit der Leber verbunden ist, zu zerstreuen und beruhigt daher den Geist (*shen*).

Gb 34 (F 34, *yanglingquan*) – Strahlendes Licht
He-Meer- und Erd-Punkt des FK Gallenblase (o. felleus, *dan*)

Der *he*-Meer-Punkt. Der *Spiritual Pivot* Kapitel 44 sagt, „bei Funktionsstörungen des Magens und bei Funktionsstörungen, welche aufgrund von unregelmäßigem Essen und Trinken resultieren, wähle den *he*-Meer-Punkt". Gb 34 (F 34, *yanglingquan*) kann immer verwendet werden, wenn Qi-Obstruktionen sich in Feuchtigkeit-Hitze umwandeln. Er schützt das Magen-Qi in seiner nach unten gerichteten Bewegung.

Der Erd-Punkt des Holzelementes, Gb 34 (F 34, *yanglingquan*) kann das Erdelement stabilisieren und vor Ansammlungen von Feuchtigkeit und Schleim schützen. Er hat auch die Fähigkeit Qi zu bewegen.

Der *hui*-Punkt der Bänder, erlaubt es den Muskeln sich zu entspannen, schützt die Beine vor Krämpfen und lockert Muskelverspannungen, welche den Schlaf stören.

Zuletzt: Gb 34 (F 34, *yanglingquan*) kann Feuchte-Hitze klären, Stagnation zerstreuen, Muskeln entspannen und den Geist (*shen*) beruhigen.

Weitere mögliche Punkte:

- Du 19 (Rg 19, *houding*) – Hof des Geistes
- N-HN-54 (*anmian*) – Schlaf
- M-HN-3 (*yintang*) – Siegelhalle

Kombinationen

Ma 37 (S 37, *shangjuxu*) in Kombination mit 3E6 (T 6, *zhigou*) kann Hitze klären, Blut bewegen, Obstipation beseitigen und den Geist (*shen*) beruhigen. Er eignet sich besonders gut bei geblähtem Abdomen mit Obstipation, welches den Schlaf stört.

Ren 12 (Rs 12, *zhongwan*) in Kombination mit Ma 36 (S 36, *zusanli*), MP 4 und Ma 41 klärt Hitze, zerstreut das Magen-Qi bei Stagnationen und beruhigt den Geist (*shen*). Besonders hilfreich ist er bei geblähtem Abdomen, welches den Schlaf stört.

3.2 Leere-Muster (depletio, *xu*)

Leere-Muster, die mit Schlaflosigkeit einhergehen, sind vor allem Leere an Blut (Xue) und Yin (*yin*) in den FK Herz (o. cardialis, *xin*), und FK Leber (o. hepaticus, *gan*) und indirekt auch im FK Niere (o. renalis, *shen*) als Basis des gesamten Yin.

Es kann aber auch durch verschiedene Faktoren zu einem Qi-Mangel im FK Herz kommen: durch emotionale Belastungen oder sekundär durch einen Milz-Qi-Mangel.

3.2.1 Schlafstörungen aufgrund von Herz-Blut/Yin-Mangel

Herz-Blut/Yin-Mangel (depletio xue, *xuexu*/depletio yin, *yinxu des orbis cardialis*) - energetische Schwäche des Xue/Yin des FK Herz (*xin xue*/*xin yinxu*).

Pathomechanismus

Der Sitz des Geistes ist das Herz (o. cardialis, *xin*). Im FK Herz (o. cardialis, *xin*) wird der Geist (*shen*) besonders im Blut (*yin*) verankert und genährt. Bei einem Herz-Blut-Mangel (depletio xue, *xuexu*) kann *shen* nicht in seine Behausung zurückkehren und der Schlaf ist nicht tief und erholsam. Der Patient schläft nur oberflächlich, träumt viel oder wird häufig in der Nacht erwachen.

Das Gedächtnis wird ebenfalls zum einen Teil dem Herz-Blut (*xinxue*) zugeschrieben. Ein anderer Teil wird mit dem FK Niere (o. renalis, *shen*) in Verbindung gebracht. Auch schulmedizinisch weiß man, dass durch Schlafentzug Gelerntes viel schneller wieder vergessen wird. Nachts findet die Überführung des Gelernten in Einweißverbindungen - sozusagen in die stoffliche Matrix des Gehirns - statt. Dies könnte in etwa dem Ansatz der Traditionellen Chinesischen Medizin, das Gedächtnis mit dem stofflichen Bereich (Xue) zu assoziieren, entsprechen.

Symptome und Klinik

Patiententypus ist blass und zeigt einen fahlen, welken Teint. Es wird über Erschöpfung bei gleichzeitiger innerer Unruhe und Nervosität geklagt.

Psychische Symptome: Neben der Ein- oder Durchschlafstörung, einer latenten inneren Rastlosigkeit, stört auch die auffallende Vergesslichkeit. Dabei kann auch ein vermindertes Selbstbewusstsein oder eine Verzagtheit auffallen.

Weitere **körperliche Symptome** können Herzklopfen, Nachtschweiße, trockene Haut, Haarausfall oder brüchige Nägel sein.

Befunde

Zunge: Der Zungenkörper ist in der Regel blass, dabei eher verkleinert. Der Zungenbelag ist eher vermindert.

Pulse: fein (pp. minuti, *ximai*) und weich (pp. lenes, *rumai*) oder rau (pp. asperi, *semai*).

Therapiestrategien

Bei diesem Krankheitsbild sollte das Herz-Blut genährt und der Geist (*shen*) beruhigt und wieder verankert werden. Daher kommen hier vor allem Verordnungen aus der der sogenannten Gruppe „Rezepte, die das Herz nähren und den Geist beruhigen" in Frage.

Arzneitherapie

Basisrezeptur 1

Zizyphi Dekokt (*Suan zao ren tang*)	
Zizyphi semen (*suanzaoren*)	10 g
Poriae scleroticum (*fuling*)	6 g
Anemarrhenae rhizoma (*zhimu*)	9 g
Ligustici wallichi rhizoma (*chuanxiong*)	3 g
Glycyrrhizae radix (*gancao*)	3 g

Erläuterung der Rezeptur

Die Hauptarznei ist Zizyphi semen (*suanzaoren*). Sie bestimmt die Wirkung dieser Rezeptur und dient zur Kräftigung des Blutes (Xue) des FK Herz (o. cardialis, *xin*) und FK Leber (o. hepaticus, *gan*). Gleichzeitig beruhigt sie den Geist (*shen*). Der saure Zizyphi semen (*suanzaoren*) stoppt zudem das Schwitzen und damit auch eine weitere Erschöpfung der Säfte. Die anderen Arzneien (Anemarrhenae rhizoma, *zhimu*) klären Hitze-Leere (calor depletionis, *xure*) und regulieren das Blut (Ligustici radix, *chuanxiong*).

Die beiden Hilfsarzneien Glycyrrhizae radix (*gancao*) und Poria scleroticum (*fuling*) besitzen eine süße und neutrale Geschmacksrichtung, womit sie das Saure harmonisieren. Sie tragen auch zur Entspannung im FK Leber (o. hepaticus, *gan*) bei und stützen gleichzeitig die Mitte zur besseren Aufnahme der befeuchtenden Herrscher-Arznei Zizyphi semen (*suanzaoren*).

Klinische Wirksamkeit (Erfahrungen des Autors)

Diese einfach aussehende und schlanke Rezeptur sollte keinesfalls unterschätzt werden. Ich war schon oft beeindruckt, dass – natürlich, wenn die entsprechende Präsentation vorliegt – auch sehr chronische Schlafstörungen hiermit erfolgreich behandelt werden konnten.

Eine andere Rezeptur, die nicht nur Blut im FK Herz nährt, sondern auch noch das Qi im FK Milz stärkt, ist das berühmte *Gui pi tang.*

Basisrezeptur 2

In die Milz einfließendes Dekokt (*Gui pi tang*)

Ginseng radix (*renshen*)	3 g
Astragali radix (*huangqi*)	8 g
Atractylodis macrocephalae rhizoma (*baizhu*)	8 g
Poria scleroticum (*fuling*)	6 g
Angelicae sinensis radix (*danggui*)	8 g
Longan arillus (*longyanrou*)	6 g
Zizyphi spinosae semen (*suanzaoren*)	8 g
Polygalae radix (*yuanzhi*)	9 g
Aucklandiae radix (*muxiang*)	3 g
Glycyrrhizae radix (*gancao*)	3 g

Erläuterung der Rezeptur

Diese Rezeptur besteht zur einen Hälfte aus Arzneien, die das Herz-Blut nähren und *shen* sedieren: Longan arillus (*longyanrou*), Zizyphi semen (*suanzaoren*) und Polygalae rhizoma (*yuanzhi*). Zum anderen aus Milz-Qi tonisierenden Kräutern: Ginseng radix (*renshen*), Astragali radix (*huangqi*), Atractylodis macrocephalae rhizoma (*baizhu*) und Poria scleroticum (*fuling*). Die Milz stärkende Arzneien, insbesondere Ginseng radix (*renshen*), verbessern auch die mentale Leistungsfähigkeit. Zusätzlich sedieren Ginseng radix (*renshen*) und Poria scleroticum (*fuling*) und unterstützen so die Sedativa. Diese Rezeptur eignet sich sehr gut bei kombinierten Mustern, bei denen Herz-Blut und das Milz-Qi gleichermaßen in Mitleidenschaft gezogen sind.

Klinische Wirksamkeit (Erfahrungen des Autors)

Dieses Rezept verwende ich sehr gerne bei Unruhe und Schlaflosigkeit, die einhergehen mit Sorgen und Grübeleien, Vergesslichkeit und nachlassender Konzentration. Sehr günstig wirkt es auch bei Prüfungsängsten oder Liebeskummer, wenn die chinesische Diagnose Milz- und Herz-Qi- und Blut-Mangel lautet.

Akupunktur – Mögliche Punkte (Auswahl)

- He 6 (C 6, *yinxi*)
- He 7 (C 7, *shenmen*)
- MP 6 (L 6, *sanyinjiao*)
- Ma 36 (S 36, *zusanli*)
- Bl 15 (V 15, *xinshu*)
- Bl 17 (V 17, *geshu*)
- Bl 43 (V 43, *gaohuangshu*)
- Bl 20 (V 20, *pishu*)
- Bl 62 (V 62, *shenmai*)
- Ren 15 (Rs 15, *jiuwei*)
- Ren 14 (Rs 14, *juque*)
- Du 11 (Rg 11, *shendao*)

Erläuterung der Punkte

He 6 (C 6, *yinxi*) – Yin-Spalt
Xi-Spaltenpunkt des FK Herz (o. cardialis, *xin*)

Der *xi*-Spaltenpunkt hat die Fähigkeit, sehr stark Herz-Qi zu regulieren und kann dadurch Obstruktionen von Qi und Blut (Xue) lösen. Dazu kann er den Geist (*shen*) kontrollieren und besänftigen. Er kann sehr gut verwendet werden, wenn das Aufwachen mit einen Gefühl „von Herzproblemen" wie Palpitationen, Tachykardie, Herzrhythmusstörungen, Enge der Brust einhergeht.

Zuletzt: He 6 (C 6, *yinxi*) kann Stagnation zerstreuen, besonders in Bezug auf das Herz (*xin*) und bei Herzsymptomen. Zudem klärt er den Geist (*shen*).

He 7 (C 7, *shenmen*) – Tor des Geistes

Shu-Bach-Punkt, *yuan*-Ursprungs- und Erd-Punkt des FK Herz (o. cardialis, *xin*)

Der *yuan*-Ursprungspunkt He 7 (C 7, *shenmen*) hat eine selbstregulierende Fähigkeit. Daher reduziert er sehr effektiv Fülle und bei bestehendem Mangel füllt er diese wieder auf. Laut *Nan jing*, Frage 66: „Die Bachpunkte der 5 Leitbahnen der inneren Organe (*zang*) sind Orte, an denen auch die *yuan*-Energie fließt. Deshalb können sie den Qi- und Blutfluss verteilen und dadurch den Geist beruhigen". Aufgrund seiner Stellung als Quellen-Punkt des FK Herz (o. cardialis, *xin*) hat He 7 eine spezielle Wirkung um das *shen* zu beruhigen und zurückzuführen.

Der Erd-Punkt – He 7 (C 7, *shenmen*) hat die Fähigkeit, den unruhigen Geist zu verankern und Frieden im Geist wiederherzustellen. Dies ist bei den 5 Elementen zu sehen, wenn die 4 Elemente um die Erde als Zentrum platziert sind. Die Erde steht ausgleichend zwischen Wasser und Feuer. Deshalb haben die Erd-Punkte, besonders die der Feuer- und Wasser-Yin-Leitbahnen (He 7, Pc 7, Ni 3), die Möglichkeit, den Geist zu beruhigen. Alle können bei unruhigem Schlaf verwendet werden.

Der Klassiker der Schwierigkeiten sagt dazu, „in Fällen von Schwäche stärke die Mutter, in Fällen von Fülle schwäche das Kind". Als der Erd-Punkt (Kind) der Feuer-Leitbahn (Mutter) hat He 7 (C 7, *shenmen*) die Fähigkeit, Hitze (calor repletionis, *shire*) vom Herzen zu reduzieren. He 7 (C 7, *shenmen*) bewegt daher bei Fülle-Mustern durch den 5-Elemente-Kreislauf vom Herzen zur Milz, vom Feuer zur Erde.

Zuletzt: He 7 (C 7, *shenmen*) ist der Hauptpunkt um den Geist (*shen*) zu beruhigen und zu regulieren und fördert daher den Schlaf.

Anmerkung: Er kann auch bei Schlaflosigkeit nach Trauma, wenn das *shen* nicht im Herzen residieren kann, benutzt werden.

MP 6 (L 6, *sanyinjiao*) – Treffen der drei Yin

Verbindungspunkt von Milz-, Leber- und Nieren-Leitbahn

Der Verbindungspunkt von Milz-, Leber- und Nieren-Leitbahn MP 6 (L 6, *sanyinjiao*) hat eine breite Wirkungsweise. Er kann Feuchtigkeit beseitigen, den Geist beruhigen, die Milz sowie Qi und Blut stärken. Deshalb kann er alle Arten von Schlaflosigkeit behandeln.

Der Punkt der Milz. Da die Milz zum Erdelement gehört, hilft er die Gedanken zu sammeln, die besorgte Psyche zu beruhigen und hilft beim Einschlafen.

Zuletzt: MP 6 (L 6, *sanyinjiao*) ist einer der Hauptpunkte um Schlaflosigkeit zu behandeln. Dank seiner großen klinischen Anwendbarkeit stärkt er das Blut und das Yin von Leber, Nieren und Milz. Dadurch beruhigt er das *shen* und stärkt das Herz. Er kann sehr gut in Fällen von Mangel und Feuchtigkeit verwendet werden.

Ma 36 (S 36, *zusanli*) – Drei Meilen des Fußes

He-Meer und Erd-Punkt des FK Magen (o. stomachi, *wei*)

Der Erd-Punkt. Da er ein Punkt des „Meeres von Wasser und Getreide" ist, ist Ma 36 (S 36, *zusanli*) ein Hauptpunkt um den Magen und den gesamten Körper zu kräftigen und zu nähren.

Die Erde liegt in der Beschreibung der Fünf Elemente zwischen dem Feuer und dem Wasser. Sie hat deshalb die Fähigkeit, das *shen* und das *jing* ausgeglichen zu halten und das *shen* unterstützend zu verwurzeln. Er sorgt für Stabilität und Ruhe und kann daher beim Einschlafen helfen.

Bl 15 (V 15, *xinshu*) – Zustimmungspunkt des Herzens

Der Zustimmungspunkt Bl 15 (V 15, *xinshu*) hat einen stark ausgleichenden Einfluss auf das Herz. Er hat auch die Möglichkeit das Herzblut und Qi zu tonisieren.

Zuletzt: Er ist auch indiziert bei Schlafproblemen mit Palpitationen und Durchschlafstörungen aufgrund von Träumen. Zusätzlich nährt er das Blut (Xue), unterstützt das Yin (*jin*) und beruhigt den Geist (*shen*), um beim Einschlafen zu helfen.

Bl 17 (V 17, *geshu*) – Zustimmungspunkt des Zwerchfelles

Der Zustimmungspunkt des Zwerchfelles Bl 17 (V 17, *geshu*) hat einen stark regulierenden Einfluss auf das Diaphragma.

Der Zustimmungspunkt des Blutes, Bl 17 (V 17, *geshu*), kann laut vielen Klassikern „alle Blutkrankheiten" behandeln. Die drei großen Störungen welche zu einem gestörten *shen* führen können sind Blutleere, Blutstagnation und Hitze im Blut (calor xue, *xuere*). Alle können Schlaflosigkeit hervorrufen, die von verschiedenen Symptomen begleitet wird.

Zuletzt: Bl 17 (V 17, *geshu*) kann Hitze von der Blutebene klären, Blutstase zerstreuen und hat die Fähigkeit das Blut zu kräftigen. Er lindert Schmerz bei Frauen, wenn diese mit abdominellen Schmerzen aufwachen. Dies funktioniert durch die Fähigkeit Blut zu bewegen.

Bl 43 (V 43, *gaohuangshu*) – Sitz der Vitalen

Bl 43 (V 43, *gaohuangshu*) hat die Fähigkeit Hitze zu klären, reichert das *yuanqi* an und kräftig das Yin. Er kann außerdem Schleim (pituita, *tan*) transformieren und den Geist (*shen*) beruhigen. Bl 43 (V 43, *gaohuangshu*) hat eine einmalige Funktion, die Vitalität zurück zu holen und das erschöpfte Qi wieder aufzubauen. Er hat auch eine sehr wichtige Funktion um das Blut (Xue) und Qi zu kräftigen.

Bl 20 (V 20, *pishu*) – Zustimmungspunkt der Milz

Der *shu-Punkt* hat die Fähigkeit die Milz zu regulieren, Fülle zu reduzieren und bei Mangel wieder aufzubauen. Bl 20 (V 20, *pishu*) ist ein Hauptpunkt um die Milz zu stärken und unterstützt damit auch die Blutbildung. Er kann vor allem auch bei Milz-Qi-Mangel verwendet werden, wenn der Schlaf durch Feuchtigkeit gestört ist.

Bl 62 (V 62, *shenmai*) – Ursprung der Emporziehenden Yang-Leitbahn
Öffnungspunkt der Emporziehenden Yang-Leitbahn (s. ascendens yang, *yangqiaomai*) und zählt zu den Sun Si-Miao-Geister-Punkten.

Der Öffnungspunkt des *yangqiaomai* wird für seine Wirkung auf die Augen und das Gehirn geschätzt. Laut dem *Spiritual Pivot* Kapitel 80 „...das *taiyang* (die Blasen-Leitbahn) wird im Gehirn in *yinqiao* und *yangqiao* aufgeteilt.

Hier treffen sich Yin und Yang. Yang tritt in das Yin und das Yin bewegt sich nach außen zum Yang. Dort treffen sie sich am inneren Augenkanthus. Wenn das Yang im Überfluss ist, sind die Augen weit geöffnet. Wenn das Yin im Überfluss ist, werden die Augen geschlossen sein." Weiter in Kapitel 21 wird gesagt, „wenn das Wehr-Qi nicht in das Yin eintritt, wird es dauerhaft im Yang bleiben. Wenn es im Yang bleibt, dann wird das *yangqi* in Fülle sein. Wenn das *yangqi* in Fülle ist, wird die *yangqiao*-Leitbahn überfließen. Wenn das Yangqi nicht ins Yin eintritt, wird das *yinqi* geschwächt und die Augen werden sich nicht schließen".

Die Blasen-Leitbahn dringt in das Gehirn ein, während die divergierende Leitbahn der Blase in das Herz eindringt. Das *yangqiaomai* tritt im äußeren Augenkanthus ein. All dies legt nahe, dass Bl 62 (V 62, *shenmai*) die Fähigkeit hat Schlaflosigkeit zu behandeln, welche aufgrund eines gestörten Herzens und einem unruhigen Geist entstanden ist.

Zuletzt: Bl 62 (V 62, *shenmai*) bewirkt das Schließen der Augen bei Nacht und ermöglicht das Einschlafen. Er kann den Geist beruhigen und den Schlaf fördern.

Anmerkung: Bl 62 (V 62, *shenmai*) ist zum Ausgleichen von Tag und Nacht, der Emporziehenden Yin- und Yang-Leitbahnen *yinqiaomai* und *yangqiaomai*, angezeigt. Er kann auch bei Jetlag und vielen Arten von langandauernden Schlafstörungen verwendet werden.

Ren 15 (Rs 15, *jiuwei*) – Taubenschwanz
Luo-Verbindungspunkt des Konzeptionsgefäßes

Der *luo*-Verbindungspunkt Ren 15 (Rs 15, *jiuwei*) verbindet sich mit allen Verbindungsleitbahnen, welche durch das Abdomen verlaufen und regulieren dadurch die Abdominalregion. Daher kann er abdominale Störungen und den Schlaf behandeln.

Zuletzt: Ren 15 (Rs 15, *jiuwei*) kann die Yin-Organe behandeln und kann den Geist beruhigen.

Anmerkung: Der *Spiritual Pivot* nennt diesen Punkt, als den *yuan*-Punkt des „*gao*". Dieser Begriff bezieht sich auf das Areal unter dem Herzen. Dadurch hat er einen tiefen Effekt auf das Herz und kann Ansammlungen in diesem Areal behandeln, welche das Herz betreffen und den Schlaf stören. Als der *yuan*-Punkt kann er auch erschöpftes Qi und *yuanqi* auffüllen.

Ren 14 (Rs 14, *juque*) – Großes Palasttor
Vorderer *mu*-Punkt des Herzens

Als *mu*-Punkt hat er die Fähigkeit das Herz zu harmonisieren, Fülle zu reduzieren und bei Mangel wieder aufzufüllen, obwohl er spezifischer bei Fülle eingesetzt wird. Ren 14 (Rs 14, *juque*) kann Hitze klären und Schleim ausleiten, welcher die Herzöffnungen vernebelt. Deshalb kann er auch den Geist beruhigen.

Du 11 (Rg 11, *shendao*) – Pfad des Geistes
Aufgrund der Verbindung zum Gehirn und Herzen, kann das Gouverneursgefäß (s. regens, *dumai*) mentale und emotionale Probleme behandeln und beruhigen, die sich in Form von Agitiertheit und gestörte Psyche äußern. Du 11 (Rg 11, *shendao*) ist auf derselben Höhe wie Bl 15 (V 15, *xinshu*) und kann daher das Herz behandeln, wenn dieses in Schwäche ist. Wie der Name schon sagt, hat er einen sehr tiefen Effekt auf das Herz, wel-

ches das Verwurzeln des Geistes beinhaltet. Diese Funktion stellt eine der tiefsten Verbindungen des Lebensweges des Einzelnen - seines *dao* - dar. Deshalb hat der Punkt eine einzigartige Fähigkeit das Herz zu kräftigen und die Psyche zu beruhigen. Besonders in Fällen von Hitze und Wind in der Leber und dem *dumai*, beruhigt er den Geist, klärt Hitze und beruhigt den Wind.

Zuletzt: Du 11 (Rg 11, *shendao*) ist fähig, das Herz zu kräftigen, Hitze zu klären und den Wind zu beruhigen.

Anmerkung: Der Name *shenda* - Pfad des Geistes - impliziert, dass dieser Punkt einen tiefen Effekt auf das Herz und die Kommunikation mit dem *shen* hat. Diese Kommunikation stellt die tiefste Verbindung zu seinem *dao* dar. Deshalb hat der Punkt eine einmalige Fähigkeit das Herz zu kräftigen und die Psyche zu befrieden.

Weitere mögliche Punkte:

- Du 19 (Rg 19, *houding*) – Hof des Geistes
- N-HN-54 (*anmian*) – Schlaf
- M-HN-3 (*yintang*) – Siegelhalle

Kombinationen:

Bl 15 in Kombination mit Ren 14 (Rs 14, *juque*): diese klassische Kombination des Rücken-*shu*- und *mu*-Punktes hat einen starken Effekt im Sinne einer Stärkung der verbundenen *zang*-Organe. In diesem Fall hat die Kombination den Effekt, dass das Herz gestärkt und die Psyche beruhigt wird. Dies fördert den Schlaf.

MP 6 in Kombination mit Ma 36 (S 36, *zusanli*) kräftigt das Qi und Yin und beruhigt den Geist. Außerdem wird diese Kombination die Verdauung unterstützen und helfen, Feuchtigkeit und Schleim auszuleiten.

He 7 in Kombination mit MP 6 (L 6, *sanyinjiao*) stärkt das Herz und die Milz, während das Blut belebt und der Geist beruhigt wird. Er beruhigt durch

He 7 das *shen* und spricht die meisten Aspekte der Mängel an, die Schlafprobleme verursachen.

Bl 17 in Kombination mit Bl 19 (V 19, *danshu*) (wird manchmal auch mit Bl 43 (V 43, *gaohuangshu*) kombiniert).

Die Kombination von Bl 17 (V 17, *geshu*) und Bl 19 (V 19, *danshu*) ist bekannt als die Vier Blumen. Diese Kombination hat die Fähigkeit, das Blut zu tonisieren und gleichzeitig Stagnation des Diaphragmas zu beseitigen. Dies bezieht sich auf das Verständnis des *gaohuang*, welches der Raum unter dem Herzen ist und für das richtige Funktionieren von Emotionen und Umwandlung von *jing* und *shen* wichtig ist. Daher fördert dies den Schlaf.

„Die Vier Blumen“ können auch mit Moxibustion verwendet werden, um das Blut zu tonisieren. Sie sind bei folgenden Symptomen angezeigt: Schwäche und konsumierende Störungen, welche in „dem Klassiker des supplementierten Lebens mit Akupunktur und Moxibustion“ im 13. Jahrhundert niedergeschrieben wurden.

3.2.2 Schlaflosigkeit aufgrund von Qi-Mangel im FK Herz (depletio o. cardinalis, xingqixu)

Pathomechanismus

Meistens wird diagnostisch bei Schlafstörungen auf einen Blut-Yin-Mangel oder eine Fülle-Hitze gesetzt. Wenig Beachtung bei Schlafstörungen finden jedoch Muster, die mit einem Qi-Mangel (depletio qi, *qixu*) assoziiert sind.

Dieser kann häufig durch emotionale Überlastung und Erschöpfung entstanden sein. Das klassische Syndrom wurde früher als Herz-Qi- und Gallenblasen-Qi-Mangel bezeichnet. Es geht einher mit Symptomen von Furchtsamkeit, Schreckhaftigkeit, Herzklopfen und „innerer Alarmbereitschaft“. Diese Zeichen können alle durch einen ausgeprägten Qi-Mangel bedingt sein. Die moderne Musterbeschreibung beschreibt dies heutzutage als Qi-Mangel im FK Herz. In der Praxis ist das Muster des Herz-Qi-Mangels häufig mit einem Milz-Qi-Mangel kombiniert. Dies wird daran deutlich, dass die Hauptdroge zur Milz-Qi-Tonisierung – Ginseng radix (*renshen*) ebenfalls den Geist (*shen*) stärkt, sammelt und konzentriert und damit die geistige Leistungsfähigkeit verbessert. Aus westlicher, pharmakologischer Sicht wird Inhaltsstoffen des Ginseng auch eine kardiotrope und positiv inotrope Wirkung bescheinigt. Daher finden zur Herz-Qi-Tonisierung die Arzneien Verwendung, die wir aus den Rezepturen zur Milz-Qi-Stärkung kennen.

Klinik und Symptome

Patiententypus: Blasser, unscheinbarer Typus, der eher schüchtern und freudlos wirkt.

Psychische Beschwerden: Es treten Schlafstörungen mit einem nicht erholsamen Schlaf auf, begleitet von Lustlosigkeit, Erschöpfung und Konzentrationsproblemen am Tage.

Körperliche Symptome: Ein weiteres Symptom des allgemeinen Qi-Mangels ist Blässe. Typische Symptome des Herz-Qi-Mangels sind besonders Palpitationen, Luftnot bei Belastungen und eventuell auch Stenokardien, da bei mangelndem Herz-Qi die Verteilungsfunktion von Qi und Blut unzureichend ist und es deshalb leicht zu Stagnationen kommen kann. Die fehlende Kraft im FK Herz kann auch zu Rhythmusstörungen und vermehrtem Herzklopfen führen. Der Redefluss kann gelegentlich auch stotternd ausfallen.

Befunde

Zunge: Zungenkörper ist blass mit dünnem, weißlichen Belag

Puls: kraftlos (pp. depleti, *xumai*) und weich (pp. lenes, *rumai*), nicht selten unregelmäßig

Therapieprinzipien

Beim Herz-Qi-Mangel wird das Qi vom FK Herz und oft auch das Milz-Qi gestärkt. Gleichzeitig sollte der Geist (*shen*) beruhigt und gestärkt werden.

Arzneitherapie

Die typischen Milz-Rezepturen, abgeleitet vom *Si jun zi tang* (Vier Herren Dekokt) können bei diesen Indikationen – entsprechend modifiziert - erfolgreich eingesetzt werden.

- Die Klassische Modifikation des *Si jun zi tang* für gleichzeitige *Shen*-Probleme und Schlaflosigkeit ist *Ding zhi wan* aus den Tausend Dukaten Formulas
- oder bei begleitendem Herz-Blut-Mangel: **In die Milz einfließendes Dekokt (*Gui pi tang*)**

Basisrezeptur 1

Pille, die die Emotionen beruhigt (*Ding zhi wan*)
(aus *Qian jin yao fang* - Tausend Dukaten Formulas)

Ginseng radix (*renshen*)	3-8 g
Poria scleroticum (*fuling*)	3-8 g
Acori graminei rhizoma (*changpu*)	6 g
Polygalae radix (*yuanzhi*)	6 g

Erläuterung der Rezeptur

Die Rezeptur stellt eine Modifikation des *Si jun zi tang* dar. Wobei anstelle von Atractylodis mac. Rhizoma (*baizhu*) und Glycyrrhizae radix (*gancao*) im Grundrezept, hier Acori graminei rhizoma (*changpu*) und Polygalae rhizoma (*yuanzhi*) eingesetzt werden.

Acori graminei Rhizoma (*changpu*) öffnet die Sinne und löst Schleim aus den Sinnesöffnungen. Auch das Sedativum Polygalae radix hat eine Schleim transformierende Komponente, sodass sich beide sehr gut bei Unruhezuständen im Zusammenhang mit Nässe- und Schleimproblematiken verwenden lassen. Bei jeder Form eines Qi-Mangels besteht die Tendenz einer Nässeansammlung und konsekutiven Schleimbildung durch die fehlenden aktiven Transformationskräfte.

Basisrezeptur 2

Pille, die die Emotionen beruhigt (*Ding zhi wan*)
(aus Wonderous Lantern)

Ginseng radix (*renshen*)	8 g
Poria scleroticum (*fuling*)	8 g
Acori tatarinowii rhizoma (*shichangpu*)	6 g
Poria (*fushen*)	6 g
Polygalae radix (*yuanzhi*)	6 g
Ophiopogonis radix (*maimendong*)	6 g

(Cinnabaris (*zhusha*), obsolet weil toxisch, ersetzbar durch Ostreae concha (*muli*)

Erläuterung der Rezeptur

Diese Rezeptur stellt eine Erweiterung der Basisrezeptur 1 dar. Zu dem meist verwendeten Poria scleroticum (*fuling*) kommt nun zusätzlich das noch stärker auf das *shen* wirkende Poria paradicis (*fushen*) hinzu. Dies hat eine stärker sedierende Eigenschaft. Ophiopogonis radix (*maimendong*) sediert ebenfalls und stützt darüber hinaus noch das Herz-Yin. Als weitere Verstärkung der sedierenden Wirkung wird ein schweres mineralisches, absenkendes Sedativum hinzugefügt, was ursprünglich Cinnabaris (*zhusha*) war, welches aber heute weggelassen werden sollte.

Modifikationen:

Cinnabaris (*zhusha*) soll weglassen werden, da es toxisch und obsolet ist. Als schwere, mineralische und absenkende Arzneien können statt dessen folgende eingesetzt werden: Draconis os (*longgu*) 6 g und/oder Margaritiferae concha (*zhenzumu*) 6 g.

Darüber hinaus ist bemerkenswert, dass eine der Hauptarzneien zur Stärkung des Milz-Qi – Ginseng radix (*renshen*) – ebenfalls den Geist (*shen*) beruhigt und den FK Herz stabilisiert.

Die Milz steht in direktem Zusammenhang mit der Umwandlung von Nahrung in Energie. Schulmedizinisch liegt diese Aufgabe der Verstoffwechselung und Aufnahme in die Zellen auch in der Hand des endokrinen Pankreas, wo das Insulin produziert wird. Nun haben auch westliche Forscher einen antidiabetogenen Effekt und eine Blutzucker senkende Wirkung von Ginseng-Extrakten nachgewiesen.

Gleichzeitig fand eine Forschergruppe in einer anderen Studie heraus, dass Ginseng die mentale Leistungsfähigkeit verbessern kann.

Eine Studie ergab, dass Amerikanischer Ginseng (Panacis quinquefolii radix, *xiyangshen*), welcher 40 Minuten vor dem Essen eingenommen wurde, den Blutzuckerspiegel sowohl bei Personen mit Typ-II-Diabetes als auch bei Nicht-Diabetikern senkte. Wenn *xiyangshen* mit dem Essen eingenommen wurde, senkte sich der Blutzuckerspiegel nur bei Personen mit Diabetes. Der Mechanismus der Blutzuckersenkung ist noch unklar, aber der Amerikanische Ginseng könnte bei langsamer Verdauung den Blutzucker durch die erhöhte Zuckeraufnahme der Zellen oder durch das Steigen des Insulinspiegels senken. Diabetiker bemerkten, dass bei der Einnahme von *xiyangshen* der Blutzuckerspiegel genauer kontrolliert werden müsse, da eine Gefahr der Hypoglykämie (Unterzucker) bestehe. ***(Archives of Internal Medicine, Vol. 160, S. 1009)***

Eine weitere Studie hat ergeben, dass Ginseng das Erinnerungsvermögen von Patienten fördert, welche unter Demenz nach einem Schlaganfall leiden. 40 Patienten mit einer milden vaskulären Demenz nach einem kleinen Schlaganfall wurden in eine Behandlungsgruppe (25 Patienten) und eine Kontrollgruppe (15 Patienten) aufgeteilt. Die eine Gruppe (Behandlungsgruppe) wurde mit Extrakten von Panax Ginseng (*renshen*) und Pseudoginseng radix (*sanqi*) behandelt, die andere (Kontrollgruppe) mit dem Medikament Duxil. Das Erinnerungsvermögen der Teilnehmer wurde durch verschiedene Tests vor, während und nach der Studie gemessen. Nach Beendigung der 12 Wochen war das Erinnerungsvermögen bei den Ginseng-Patienten bedeutend höher als bei der Duxil-Gruppe. ***(The Journal of Chinese Medicine, News, No. 72, June 2003).***

Akupunktur - Mögliche Punkte (Auswahl)

- He 7 (C 7, *shenmen*)
- He 5 (C 5, *tongli*)
- Bl 15 (V 15, *xinshu*)
- Bl 43 (V 43, *gaohuangshu*)
- MP 6 (L 6, *sanyinjiao*)
- Ren 15 (Rs 15, *jiuwei*)
- Ren 14 (Rs 14, *juque*)
- Du 14 (Rg 14, *dazhui*)

Erläuterung der Punkte

He 7 (C 7, *shenmen*) – Tor des Geistes

Shu-Bach-Punkt, *yuan*-Ursprungs- und Erd-Punkt des FK Herz (o. cardialis, *xin*)

Der *yuan*-Ursprungspunkt He 7 (C 7, *shenmen*) hat eine selbstregulierende Fähigkeit. Daher ist er sehr effektiv um Fülle zu reduzieren und bei bestehendem Mangel wieder zu kräftigen. Laut *Nan jing*, Frage 66: „Die Bachpunkte der 5 Leitbahnen der inneren Organe (*zang*) sind Orte, an denen auch die *yuan*-Energie fließt. Deshalb können sie den Qi- und Blutfluss verteilen und dadurch den Geist beruhigen". Aufgrund seiner Stellung als Quellen-Punkt des FK Herz hat He 7 eine spezielle Wirkung um den Geist (*shen*) zu beruhigen und zurückzuführen.

Zuletzt: He 7 (C 7, *shenmen*) ist der Hauptpunkt um den Geist zu beruhigen, zu regulieren und fördert den Schlaf. Er kann auch bei Schlaflosigkeit nach Trauma benutzt werden, wenn das *shen* nicht im Herzen residieren kann.

He 5 (C 5, *tongli*) – Innere Verbindung
Luo-Verbindungspunkt des FK Herz (o. cardialis, *xin*)

Der *luo*-Verbindungspunkt des FK Herz verteilt sich zur Zungenwurzel, läuft dann zum Gehirn weiter und zieht dann zur Rückseite der Augen. Daher beeinträchtigt er die Gedanken und das Gehirn. Wie der Name des Punktes impliziert, kann He 5 das Herz harmonisieren und das *shen* auffüllen. (Laut dem *Spiritual Pivot,* Kapitel 71, „das Herz ist das Haus des Geistes")

Anmerkung

Der Ausdruck des Herzens liegt in der Zunge, sowie die Fähigkeit laut und klar zu sprechen, dass andere einen verstehen und hören können. He 5 (C 5, *tongli*) wurde von Ma Dan-Yang unter die „Elf Himmlischen Sternenpunkte" aufgenommen und wurde von ihm bei „Unfähigkeit zu sprechen, obwohl der Wunsch da ist" indiziert. Bei vorhandener Schwäche kommt es zur Unfähigkeit des Essens, plötzlicher Verlust der Stimme und einem ausdruckslosen Gesicht. Deshalb kann er bei Schlafstörungen, begleitet von Depression und Einsamkeit, verwendet werden.

Zuletzt: He 5 (C 5, *tongli*) hat die Fähigkeit, das Herz zu befrieden und das *shen* zu stärken. Deshalb kann er den Geist beruhigen - auch in Fällen von Depression und Einsamkeit.

Anmerkung: He 5 (C 5, *tongli*) hat einen Einfluss auf die Herzfrequenz und kann deshalb bei unterbrochenen Schlaf aufgrund von unregelmäßigem Herzschlag verwendet werden.

Bl 15 (V 15, *xinshu*) – Zustimmungspunkt des Herzens

Der Zustimmungspunkt Bl 15 (V 15, *xinshu*) hat einen stark ausgleichenden Einfluss auf das Herz. Er hat auch die Möglichkeit das Herzblut (Xue) und Qi zu tonisieren. Er ist auch indiziert bei Schlafproblemen mit Palpitationen und Durchschlafstörungen aufgrund von Träumen.

Bl 43 (V 43, *gaohuangshu*) – Sitz der Vitalen

Bl 43 (V 43, *gaohuangshu*) hat eine einmalige Funktion die Vitalität zurückzuholen und das erschöpfte Qi wieder aufzubauen. Er hat auch eine sehr wichtige Funktion um das Blut und Qi zu kräftigen. Er kann Hitze klären, reichert das *yuanqi* an und kräftig das Yin. Er transformiert außerdem Schleim (pituita, *tan*) und beruhigt den Geist (*shen*).

MP 6 (L 6, *sanyinjiao*) – Treffen der drei Yin

Der Treffpunkt von Milz-, Leber- und Nierenleitbahn MP 6 (L 6, *sanyinjiao*) hat eine breite Wirkungsweise. Er kann Feuchtigkeit beseitigen, den Geist beruhigen, die Milz sowie Qi und Blut stärken. Deshalb kann er alle Arten von Schlaflosigkeit behandeln.

Der Punkt der Milz MP 6 (L 6, *sanyinjiao*). Da die Milz zum Erdelement gehört, hilft er die Gedanken zu sammeln und die besorgte Psyche zu beruhigen. Daher hilft er beim Einschlafen.

Ren 15 (Rs 15, *jiuwei*) – Taubenschwanz

Luo-Verbindungspunkt des Konzeptionsgefäßes

Der *luo*-Verbindungspunkt Ren 15 verbindet sich mit allen Verbindungsleitbahnen, welche durch das Abdomen verlaufen und bedeckt dadurch die Abdominalregion. Daher kann er abdominale Störungen und den Schlaf behandeln. Ren 15 hat auch einen beruhigenden Effekt auf den Geist (*shen*), wenn Schleim die Herzöffnungen benebelt. Ren 15 kann die Yin-Organe behandeln und den Geist beruhigen.

Anmerkung: Der *Spiritual Pivot* nennt diesen Punkt, als den *yuan*-Punkt des „*gao*". Dieser Begriff bezieht sich auf das Areal unter dem Herzen. Dadurch hat er einen tiefen Effekt auf das Herz und kann Ansammlungen in diesem Areal behandeln, welche das Herz betreffen und den Schlaf stören. Als der *yuan*-Punkt kann er auch erschöpftes Qi und *yuanqi* auffüllen.

Ren 14 (Rs 14, *juque*) – Großes Palasttor
Vorderer *mu*-Punkt des Herzens

Der *mu*-Punkt hat er die Fähigkeit das Herz zu harmonisieren, Fülle zu reduzieren und bei Mangel wieder aufzufüllen, obwohl er spezifischer bei Fülle eingesetzt wird.

Ren 14 (Rs 14, *juque*) kann Hitze (calor, *re*) klären und Schleim (pituita, *tan*) ausleiten, welcher die Herzöffnungen vernebelt. Er kann deshalb den Geist (*shen*) beruhigen.

Zuletzt: Ren 14 (Rs 14, *juque*) kann Hitze (calor, *re*) klären, den Geist (*shen*) beruhigen und Feuchtigkeit (calor, re) und Schleim (pituita, *tan*) ausleiten.

Du 14 (Rg 14, *dazhui*) – Großer Wirbel
Verbindungspunkt des Gouverneursgefäß (s. regens, *dumai*) mit den 6 Yang-Leitbahnen der Hand und des Fußes

Der Meer-Punkt des Qi: Du 14 (Rg 14, *dazhui*) ist fähig, das Qi zu kräftigen und bei Mangel wieder aufzufüllen.

Als Verbindungspunkt des Gouverneursgefäßes (s. regens, *dumai*) mit den 6 Yang-Leitbahnen von Hand und Fuß, hat Du 14 (Rg 14, *dazhui*) einen sehr starken Effekt auf das Yang und kann deshalb die Yang-Energie des gesamten Körpers erneuern.

Zuletzt: Du 14 (Rg 14, *dazhui*) kann das Qi und Yang stärken und deshalb den verwirrten Geist verwurzeln und die Psyche beruhigen.

Anmerkung: Du 14 (Rg 14, *dazhui*) kann bei Mangel des Qi´s und des Herz-Qi´s verwendet werden. Er beeinflusst auch das Qi des *dumai*, welcher das Gehirn nährt. Er kann auch in Fällen von Fülle-Hitze und Fülle-Yang wie bei Schlaflosigkeit aufgrund hohen Fiebers verwendet werden.

Weitere mögliche Punkte:

- Du 19 (Rg 19, *houding*) – Hof des Geistes
- N-HN-54 (*anmian*) – Schlaf
- M-HN-3 (*yintang*) – Siegelhalle

Akupunktur-Kombinationen

Du 14 (Rg 14, *dazhui*) in Kombination mit Ren 6 (Rs 6, *qihai*) zusammen mit Moxa. Diese Kombination hilft das Qi und Yang im Körper anzuheben und kann daher das Herz stärken und die Psyche klären.

He 5 in Kombination mit Bl 15 hat die Fähigkeit das Herz-Qi zu kräftigen und den Geist zu beruhigen.

3.2.3 Schlaflosigkeit aufgrund von Nieren- und Herz-Yin-Mangel (depletio yin o. renalis et cardialis, shen xin yinxu)

Symptome und Klinik

Patiententypus: Patiententypus ist eventuell abgemagert, hat Augenringe, ist sehr erschöpft und zugleich dabei von großer Unruhe getrieben.

Psychische Symptome: Die Gedanken lassen sich schwer in eine Richtung lenken. Es besteht eine große innere Unruhe, ein mentaler Leistungsknick und ausgeprägte Gedächtnisstörungen.

Körperliche Symptome: Die massiven Schlafstörungen können von Nachtschweiß und nächtlichen Hitzegefühlen begleitet sein. Dazu kommen häufig LWS-Schwäche und -schmerzen, Obstipation, trockene Haut und Schleimhaut. Es finden sich häufig Probleme mit dem Hören, Tinnitus oder Schwindelzustände. Auch eine Neigung zu Zahneiterungen wird beobachtet.

Befunde

Zunge: Zungenkörper ist rot, klein und rissig. Der Zungenbelag ist stark vermindert oder fehlt vollständig.

Pulse: fein (pp. minuti, *ximai*) und beschleunigt (pp. celeri, *shumai*), die chi-Position geschwächt (pp. depleti, *xumai*)

Therapiestrategien

Hierbei besteht ein genereller Mangel an Yin. Deshalb wird eine umfassende Ergänzung von Yin mit Schwerpunkt in den FK Herz und FK Niere notwendig.

Arzneitherapie

Die das Herz tonisierende Pille des Himmels-Herrscher (*Tian wang bu xin dan*)

Rehmanniae radix praeparata (*shudihuang*)	6-12 g
Ginseng radix (*renshen*)	2-4 g
Asparagi radix (*tianmendong*)	4-8 g
Ophiopogonis radix (*maimendong*)	4-8 g
Salviae miltiorrhizae radix (*danshen*)	6 g
Poria scleroticum (*fuling*)	6 g
Polygalae rhizoma (*yuanzhi*)	6-8 g
Angelicae sinensis radix (*danggui*)	6 g
Schizandrae fructus (*wuweizi*)	6 g
Biotae semen (*baiziren*)	6 g
Zizyphi semen (*suanzaoren*)	6-9 g
Platycodi radix (*jiegeng*)	6 g

(Cinnabaris (*zhusha*), obsolet weil toxisch, ersetzbar durch Ostreae concha (*muli*))

Erläuterung der Rezeptur

Die Hauptarznei ist Rehmanniae radix praeparata (*shudihuang*), was verdeutlicht, dass die Basis allen Yin am umfassendsten im FK Niere ergänzt werden kann. Ergänzt wird sie durch ein gewaltiges Aufgebot weiterer Yin-Tonika wie Asparagi radix (*tianmendong*), Ophiopogonis radix (*maimendong*), Polygalae rhizoma (*yuanzhi*), Biotae semen (*baiziren*) und Zizyphi semen (*suanzaoren*). Angelicae sin. radix (*danggui*) nährt das Blut und Schizandrae fructus (*wuweizi*) wirkt adstringierend und beugt weiteren Yin-Verlusten durch Nachtschweiße vor.

Klinische Wirksamkeit (Erfahrungen des Autors)

Dies ist eine der tiefgreifenderen und wirksamsten Rezepturen bei Schlaflosigkeit und geistigem Leistungsabbau, wenn ein genereller Yin-Mangel die Ursache ist.

Akupunktur - Mögliche Punkte (Auswahl)

- Ni 1 (R 1, *yongquan*)
- Ni 3 (R 3, *taixi*)
- Ni 6 (R 6, *zhaohai*)
- He 6 (C 6, *yinxi*)
- He 7 (C 7, *shenmen*)
- Ren 14 (Rs 14, *juque*)
- Ren 4 (Rs 4, *guanyuan*)
- Bl 15 (V 15, *xinshu*)
- Bl 43 (V 43, *gaohuangshu*)
- MP 6 (L 6, *sanyinjiao*)

Erläuterung der Punkte

Ni 1 (R 1, *yongquan*) – Sprudelnde Quelle
Jing-Brunnen- und Holz-Punkt des FK Niere (o. renalis, *shen*)

Der Holz-Punkt. Als „Kind"-Punkt der Nieren und Teil des Wasserelementes hat Ni 1 (R 1, *yongquan*) die Fähigkeit, Fülle des Herzens und der Nieren zu reduzieren. Dies führt zu Störungen der Psyche und Schlaflosigkeit oder Symptome wie Angst und Furcht, die mit den Nieren zusammenhängen.

Der *jing*-Brunnen-Punkt hat die Fähigkeit das Gleichgewicht von Yin und Yang aufrecht zu erhalten, er speichert das Nieren-Yin und kann dadurch den Geist (*shen*) beruhigen.

Zuletzt: Ni 1 (R 1, *yongquan*) hat die Fähigkeit das Yin zu nähren, den Geist zu beruhigen und Schlaf herbeizuführen.

Anmerkung: Ni 1 (R 1, *yongquan*) ist der einzige Punkt auf der Fußsohle. Manchmal wird er bei Fülle verwendet, um diese umzuwandeln und mehr Erdung herzustellen. Dies ist die Vorstellung von allen „elektrischen" Gehirnaktivitäten, welche durch diesen Punkt umgewandelt werden können. Daher kann der Punkt die Psyche beruhigen und Schlaf fördern.

Dieser Punkt kann auch in Fällen von Bluthochdruck, der den Schlaf verhindert, verwendet werden und diesen, vor allem bei Yin-Mangel, reduzieren.

Ni 3 (R 3, *taixi*) – Großer Bach
Shu-Bach-, *yuan*-Ursprungs und Erd-Punkt des FK Niere (o. renalis, *shen*)

Der *yuan*-Ursprungs-Punkt Ni 3 (R 3, *taixi*) kann die Nieren regulieren, und diese bei Mangel kräftigen und das Yin nähren.

Der Erd-Punkt Ni 3 (R 3, *taixi*) hat die Fähigkeit zu stabilisieren und balancieren.

Ni 3 (R 3, *taixi*) ist vor allem ein stärkender Punkt der Nieren. Daher hat er die Fähigkeit das Herz zu kräftigen und die Beziehung zwischen Wasser und Feuer auszugleichen. Wenn Wasser und Feuer nicht in Balance sind, wird die Psyche gestört und von Symptomen wie Schlaflosigkeit mit heftigen Träumen begleitet.

Zuletzt: Ni 3 kann das Yin nähren, die Nieren stärken, die Balance zwischen Wasser und Feuer wiederherstellen und beim Einschlafen helfen.

Ni 6 (R 6, *zhaohai*) – Leuchtendes Meer

Schlüsselpunkt der Emporziehenden Yin-Leitbahn (s. ascendens yin, *yinqiaomai*).

Der Schlüsselpunkt Ni 6 (R 6, *zhaohai*) hat die Fähigkeit, das Yin und die Essenz der Nieren in den oberen Bereichen des Körpers und des Kopfes aufsteigen zu lassen und nährt die Augen und das Gehirn. *Yinqiaomai* ist mit dem *kleinen Yin (shaoyin, yin minor)* (FK Niere und FK Herz) verbunden, Ni 6 kann die Verbindung zwischen Herz und Nieren wiederherstellen und mentale Symptome wie Schlaflosigkeit mit Albträumen, Furcht und Traurigkeit befrieden.

Zuletzt: Ni 6 (R 6, *zhaohai*) kann den ganzen Körper mit Yin nähren, das Herz und die Nieren harmonisieren, Albträume reduzieren, den Geist beruhigen und Schlaf fördern.

Anmerkung: Ni 6 (R 6, *zhaohai*) ist besonders bei Nachtschweiß und Schlafstörungen geeignet, die von Albträumen oder ängstlichen Träumen begleitet sind.

He 6 (C 6, *yinxi*) – Yin-Spalt

Xi-Spaltenpunkt des FK Herz (o. cardialis, *xin*)

Der *xi*-Spaltenpunkt hat die Fähigkeit, sehr stark das Herz-Qi zu regulieren. Er kann dadurch Obstruktionen von Qi und Blut lösen und den Geist kontrollieren und besänftigen.

Er kann sehr gut verwendet werden, wenn das Aufwachen mit einem Gefühl „von Herzproblemen" wie Palpitationen, Tachykardie, Herzrhythmusstörungen oder Enge der Brust einhergeht.

Zuletzt: He 6 (C 6, *yinxi*) kann Stagnation zerstreuen, besonders in Bezug auf das Herz und bei Herzsymptomen und klärt den Geist.

He 7 (C 7, *shenmen*) – Tor des Geistes

Shu-Bach-Punkt, *yuan*-Ursprungs- und Erd-Punkt des FK Herz (o. cardialis, *xin*)

Der *yuan*-Ursprungspunkt He 7 (C 7, *shenmen*) hat eine selbstregulierende Fähigkeit. Daher ist er sehr effektiv um Fülle zu reduzieren und bei bestehendem Mangel wieder zu kräftigen. Laut *Nan jing*, Frage 66: „Die Bachpunkte der 5 Leitbahnen der inneren Organe (*zang*) sind Orte an denen auch die *yuan*-Energie fließt. Deshalb können sie den Qi- und Blutfluss verteilen und dadurch den Geist beruhigen". Aufgrund seiner Stellung als Quellen-Punkt des FK Herz (o. cardialis, *xin*) hat er eine spezielle Wirkung, um das *shen* zu beruhigen und zurückzuführen.

Der Erd-Punkt He 7 (C 7, *shenmen*) hat die Fähigkeit den unruhigen Geist zu verankern und Frieden im Geist wiederherzustellen. Dies ist bei den 5 Elementen zu sehen, wenn die 4 Elemente um die Erde als Zentrum platziert sind. Die Erde steht ausgleichend zwischen Wasser und Feuer. Deshalb haben die Erd-Punkte, besonders die der Feuer- und Wasser-Yin-Leitbahnen (He 7, Pc 7, Ni 3), die Möglichkeit den Geist (*shen*) zu beruhigen. Alle können bei unruhigem Schlaf verwendet werden.

Laut dem Klassiker der Schwierigkeiten: „In Fällen von Schwäche stärke die Mutter, in Fällen von Fülle schwäche das Kind". Als Erd-Punkt (Kind) der Feuer-Leitbahn (Mutter) hat He 7 (C 7, *shenmen*) die Fähigkeit, Hitze vom Herzen zu reduzieren. He 7 (C 7, *shenmen*) bewegt daher bei Fülle-Mustern durch den 5-Elemente-Kreislauf, vom Herzen zur Milz, vom Feuer zur Erde.

Zuletzt: He 7 (C 7, *shenmen*) ist der Hauptpunkt um den Geist zu beruhigen und zu regulieren. Daher fördert er den Schlaf. Er kann auch bei Schlaflosigkeit nach Trauma benutzt werden, wenn der Geist (*shen*) nicht im Herzen residieren kann.

Ren 14 (Rs 14, *juque*) – Großes Palasttor

Vorderer *mu*-Punkt des Herzens

Der *mu*-Punkt hat er die Fähigkeit den FK Herz (o. cardialis, *xin*) zu harmonisieren, Fülle zu reduzieren und bei Mangel wieder aufzufüllen, obwohl er spezifischer bei Fülle eingesetzt wird.

Ren 14 (Rs 14, *juque*) kann Hitze klären und Schleim und Feuchtigkeit ausleiten, welche die Herzöffnungen vernebeln. Er kann deshalb den Geist (*shen*) beruhigen.

Ren 4 (Rs 4, *guanyuan*) – Tor des Ursprungs
Vorderer *mu*-Punkt des FK Dünndarms (o. intestini tenuis, *xiaochang*)

Verbindungspunkt des Konzeptionsgefäßes mit den FK Milz (o. lienalis, *pi*), FK Leber (o. hepaticus, *gan*), und FK Niere (o. renalis, *shen*)

Der *mu*-Punkt kann den Dünndarm (o. intestini tenuis, *xiaochang*) regulieren.

Ren 4 (Rs 4, *guanyuan*) ist physiologisch parallel zu *mingmen*, laut dem *Diskurs zwischen dem Ursprung und der Entwicklung der Medizin*, „Das Ursprungs-Qi wird zu den 5 Zang verteilt und bildet dadurch die Essenz der 5 Zang. Wo ist der Ort des Beginns des Ursprungs-Qi? Die Daoisten glauben es ist das *dantian*". Wenn es einen Yin-Mangel gibt, kommt es unter anderem zur Schlaflosigkeit; Ren 4 (Rs 4, *guanyuan*) kann die Nieren tonisieren, das *yuanqi* anreichern und die Essenz (*jing*) nähren.

Zuletzt: Ren 4 (Rs 4, *guanyuan*) hat die Fähigkeit das Nieren-Yin zu kräftigen und Schlaf zu fördern.

Anmerkung: Ren 4 (Rs 4, *guanyuan*) hat einen starken Effekt auf das untere Abdomen (*unteres jiao*) und die Blase. Er kann bei Schlaflosigkeit und Schlafstörung aufgrund von nächtlichem Urinieren helfen. Er findet auch Anwendung bei Dysurie und allen Arten von schmerzhaftem Urinieren wie: Blut im Urin, brennender Schmerz beim Wasserlassen, Harnverhalt, Steine und Entzündungen.

Bl 15 (V 15, *xinshu*) – Zustimmungspunkt des Herzens
Zustimmungspunkt des Herzens

Der Zustimmungspunkt Bl 15 (V 15, *xinshu*) hat einen stark ausgleichenden Einfluss auf das Herz. Er hat auch die Möglichkeit das Herz-Blut und -Yin zu tonisieren.

Zuletzt: Zusätzlich nährt er das Blut, unterstützt das Yin und beruhigt den Geist, um beim Einschlafen zu helfen.

Bl 43 (V 43, *gaohuangshu*) – Sitz der Vitalen

Bl 43 (V 43, *gaohuangshu*) hat eine einmalige Funktion die Vitalität zurückzuholen und das erschöpfte Qi wieder aufzubauen. Er hat auch eine sehr wichtige Funktion um das Blut und Qi zu kräftigen. Er hat die Fähigkeit Hitze zu klären, reichert das *yuanqi* an und kräftig das Yin, er kann außerdem Schleim (pituita, *tan*) transformieren und den Geist (*shen*) beruhigen. Dieser Punkt hilft sehr gut, bei schwierigen und chronischen Erkrankungen mit Schlaflosigkeit.

MP 6 (L 6, *sanyinjiao*) – Treffen der drei Yin

Verbindungspunkt der FK Milz (o. lienalis, *pi*), FK Leber (o. hepaticus, *gan*) und FK Niere (o. renalis, *shen*)

Der Verbindungspunkt der Milz-, Leber- und Nierenleitbahnen. *„The Complete Book of Jing Yue"* von Zhang Jing Yue sagt „*mingmen* (das Lebensfeuer, welches in den Nieren gespeichert ist) ist das Meer von Essenz und Blut, die Milz ist das Meer von Wasser und Getreide; die beiden zusammen bilden die Basis der fünf *zang* und sechs *fu*". Laut dem *Hilfreiche Fragen in der Medizin*: „wenn du das Bedürfnis hast, eine Kommunikation zwischen Herz und Nieren herzustellen, dann musst du die Erde als einen Vermittler verwenden".

Zuletzt: MP 6 (L 6, *sanyinjiao*) ist einer der Hauptpunkte um Schlaflosigkeit zu behandeln. Dank seiner großen klinischen Anwendbarkeit stärkt er das Blut und Yin von Leber, Nieren und Milz. Dadurch beruhigt er den Geist (*shen*) und stärkt das Herz.

Weitere mögliche Punkte:

- Du 19 (Rg 19, *houding*) – Hof des Geistes
- N-HN-54 (*animan*) – Schlaf
- M-HN-3 (*yintang*) – Siegelhalle

Akupunktur-Kombinationen

MP 6 (L 6, *sanyinjiao*) in Kombination mit Ni 3 (R 3, *taixi*) und Ni 6 (R 6, *zhaohai*), hat einen starken Effekt das Yin zu stärken und das Nieren-Yin zu nähren. Dies hilft dem Schlaf, besonders wenn das Yin geschwächt ist.

He 7 (C 7, *shenmen*) in Kombination mit Ni 3 (R 3, *taixi*) balanciert das Feuer und das Wasser durch Verwendung des *yuan*-Ursprungspunktes des FK Herz (o. cardialis, *xin*) und FK Niere (o. renalis, *shen*). Daher kann er viele Arten von Schlafstörungen behandeln, beruhigt den Geist und fördert den Schlaf.

3.3 Kombinierte Fülle- und Mangel-Muster

3.3.1 FK Leber-Milz-Disharmonie mit Yang-Überschuss im FK Leber (o. hepaticus, gan) und FK Herz (o. cardialis, xin)

Pathophysiologie

Der FK Leber (o. hepaticus, *gan*) bedrängt den FK Milz (o. lienalis, *pi*). Daher beeinträchtigen Faktoren, die zunächst das freie Fließen des Leber-Qi behindern, die Funktionen der Milz und die der Nahrungstransformation. So können Stress, Ärger und emotionale Belastungen zu Verdauungsstörungen mit Darmkrämpfen und nervösem Reizmagen führen.

Symptome und Klinik

Patiententypus: Mischung aus Leber- und Milz-Typus. Einerseits innerlich angespannt und tendenziell unflexibel, andererseits Neigung zu Bauchproblemen oder Ernährungsfehlern.

Psychische Symptome: Emotionale Dysbalance, schnell frustriert, gleichzeitig auch Erschöpfungsgefühl mit Hang zum Grübeln.

Körperliche Symptome: Hier bestehen begleitend fast immer auch Bauchbeschwerden. Diese können auch wechselhaft sein und zwischen Obstipation, weichen Stühle sowie Magendruck schwanken. Als Ursachen lassen sich meistens einerseits Stress andererseits auch Diät-Fehler erfragen.

Befunde

Zunge: Zungenkörper gedunsen. Rote Ränder und Spitze, evtl. Zahneindrücke. Der Belag relativ unauffällig oder auch leicht vermehrt weißlich

Pulse: saitenförmig (pp. chordales, *xianmai*) und etwas schlüpfrig (pp. lubrici, *huamai*)

Therapiestrategien

Leber und Milz sollen in Harmonie gebracht werden, da nach dem Ko-Zyklus die Leber die Milz überwältigt. Somit gilt es, das Leber-Qi zu regulieren und Leber-Blut zu nähren und damit „weicher" zu machen. Die Milz hingegen benötigt eine Tonisierung im Qi-Bereich und eine Entlastung von akkumulierter Feuchtigkeit. Um Unruhe zu beseitigen bedarf es der Kühlung in dem FK Leber (o. hepaticus, *gan*) und dem FK Herz (o. cardialis, *xin*).

Arzneitherapie

Verstärktes Pulver der heiteren Ungebundenheit (*Jia wei xiao yao san*)

Bupleuri radix (*chaihu*)	6 g
Paeoniae albae radix (*baishao*)	6 g
Angelicae sinesis radix (*danggui*)	6 g
Atratylodis macrocephalae rhizoma (*baizhu*)	6 g
Poria scleroticum (*fuling*)	6 g
Gardeniae fructus (*zhizi*)	4 g
Moutan cortex radicis (*mudanpi*)	4 g
Menthae herba (*bohe*)	2 g
Glycyrrhizae radix (*gancao*)	3 g

Erläuterungen der Rezeptur

Dieses Rezept richtet sich auf die beiden FK Leber und FK Milz: Bupleuri radix (*chaihu*), Paeoniae albae radix (*baishao*) und Angelicae sinesis radix (*danggui*) regulieren Leber-Qi und nähren Leber-Blut. Hingegen tonisieren Atratylodis macrocephalae rhizoma (*baizhu*), Poria scleroticum (*fuling*) und Glycyrrhizae radix (*gancao*) die Milz, eliminieren Nässe und stellen eine kleinere Variante des Vier Gentlemen Dekokt *Si jun zi tang* ohne den Herrscher Ginseng radix (*renshen*) dar. Hinzu kommen in der verstärkten Variante der Rezeptur Gardeniae fructus (*zhizi*) und Moutan cortex radicis (*mudanpi*), die hier besonders die Hitze in den FK Leber (o. hepaticus, *gan*) und FK Herz (o. cardialis, *xin*) adressieren. Damit wirkt das ***Verstärkte Pulver der heiteren Ungebundenheit*** **besonders bei emotionaler Unausgeglichenheit, Unruhe und Schlafstörungen**.

Klinische Wirksamkeit (Erfahrungen des Autors)

Diese Mischung ist bei Leber-Milz-Disharmonie angezeigt. Insbesondere, wenn hierbei ausgeprägte Unruhe und Schlaflosigkeit auftreten. Typisch auch bei beginnenden klimakterischen Beschwerden, wenn nachlassende Milz-Energie und ein Leber-Blut-Mangel zusammentreffen und von Hitze in den FK Leber (calor hepaticii, *ganre*) und FK Herz (calor xue, *xuere*) begleitet werden.

Akupunktur - Mögliche Punkte (Auswahl)

- MP 3 (L 3, *taibai*)
- MP 6 (L 6, *sanyinjiao*)
- Ma 36 (S 36, *zusanli*)
- Le 3 (H 3, *taichong*)
- Le 13 (F 13, *zhangmen*)
- Le 14 (H 14, *qimen*)
- Bl 18 (V 18, *ganshu*)
- Bl 20 (V 20, *pishu*)

Erläuterung der Punkte

MP 3 (L 3, *taibai*) – Größtes Weiß
Shu-Bach, *yuan*-Ursprungs- und Erd-Punkt des FK Milz (o. lienalis, *pi*)

Der *yuan*-Ursprungspunkt MP 3 (L 3, *taibai*) hat eine selbstregulierende Fähigkeit und kann auch die Milz stärken.

Der *Shu*-Bach-Punkt beherrscht die gesamte Funktion des Verdauungssystems, inklusive des Magens und der Gedärme. Laut dem *Nan jing*, Frage

66: „Die Bachpunkte der fünf inneren Leitbahnen sind auch Orte, an denen die Energie des 3-fachen Erwärmers strömt. Er ist verantwortlich für den Fluss von drei Energien (der Nähr-Energie, des Zong Qi im Thorax und der Energien der San Jiao´s). Daher ist MP 3 (L 3, *taibai*) sehr effektiv um das Qi zu verteilen. Er tonisiert auch das Qi des FK Milz und ist daher sehr gut um Feuchtigkeit zu beseitigen. Außerdem entfernt er feuchten Schleim vom Herzen und beruhigt den Geist (*shen*).

Der Erd-Punkt MP 3 (L 3, *taibai*) ist ein Hauptpunkt, um die Milz zu kräftigen und das Gleichgewicht der Erde zu erhalten. Er behandelt die Erde auf dem Erd-Leitbahn und hat daher einen sehr ausgleichenden Effekt auf die Psyche. Er kann vor allem dann verwendet werden, wenn Sorgen den Schlaf stören.

Zuletzt: MP 3 (L 3, *taibai*) hat die Fähigkeit, die Milz zu kräftigen und zu stärken, das Gleichgewicht in diesem Element aufrecht zu erhalten und die Qi-Bewegung anzukurbeln, um Feuchtigkeit auszuleiten. Er beruhigt den Geist (*shen*), wenn Sorgen den Schlaf stören.

MP 6 (L 6, *sanyinjiao*) – Zusammenkunft der drei Yin-Leitbahnen

Der Treffpunkt der Milz-, Leber- und Nieren-Leitbahnen

MP 6 (L 6, *sanyinjiao*) hat eine breite Wirkungsweise: er kann Feuchtigkeit beseitigen, den Geist beruhigen, die Milz sowie Qi und Blut stärken und deshalb alle Varianten von Schlaflosigkeit behandeln.
Der Punkt der Milz. Da die Milz zum Erdelement gehört, hilft MP 6 (L 6, *sanyinjiao*) die Gedanken zu sammeln, die besorgte Psyche zu beruhigen und hilft so beim Einschlafen.

Zuletzt: MP 6 (L 6, *sanyinjiao*) ist einer der Hauptpunkte um Schlaflosigkeit zu behandeln. Dank seiner großen klinischen Anwendbarkeit stärkt er das Blut und Yin von FK Leber (o. hepaticus, *gan*), FK Nieren (o. renalis, *shen*) und FK Milz (o. lienalis, *pi*). Dadurch beruhigt er das *shen* und stärkt das Herz. Er kann auch in Fällen von Mangel und Feuchtigkeit sehr gut verwendet werden.

Ma 36 (S 36, *zusanli*) – Drei Meilen des Fußes
He-Meer und Erd-Punkt des FK Magen (o. stomachi, *wei*)

Da Ma 36 (S 36, *zusanli*) der Punkt des „Meeres von Wasser und Getreide" ist, ist er ein Hauptpunkt um den Magen, aber auch den gesamten Körper zu stärken und zu nähren. Die Hauptfunktion des Magens ist es, die Nahrung zu verarbeiten und in nährstoffreiches Qi zu verwandeln, um es in den gesamten Körper zu transportieren. Ist das Magen-Qi schwach, kann es zur Nahrungsstagnation mit rebellierendem Magen-Qi und einem aufsteigenden Qi des FK Magens (o. stomachi, *wei*) führen.

Die Erde liegt in der Beschreibung der Fünf Elemente zwischen dem Feuer und dem Wasser und hat deshalb die Fähigkeit, das *shen* und das *jing* ausgeglichen zu halten und das *shen* unterstützend zu verwurzeln. Er sorgt für Stabilität und Ruhe und kann daher beim Einschlafen helfen.

Zuletzt: Ma 36 (S 36, *zusanli*) ist der Hauptpunkt um den FK Magen wieder zu kräftigen, kann Nahrungsstagnation beseitigen und dadurch den Geist beruhigen.

Le 3 (H 3, *taichong*) – Höchster Angriffspunkt
***Shu*-Bach-Punkt**, ***yuan*-Ursprungs**- und **Erd-Punkt** des FK Leber (o. hepaticus, *gan*)

Der *yuan*-Ursprungspunkt Le 3 (H 3, *taichong*) hat eine selbstregulierende Fähigkeit. Daher wird er verwendet, um Fülle zu reduzieren und bei Mangel zu stärken. Laut dem *Nan jing*, Frage 66: „Der Beginn" (der Ursprung) ist ein ehrenwerter Name des Dreifachen Erwärmers. Darum werden die Stellen, an denen die Energie (*yuanqi*) des Dreifachen Erwärmers verweilt, die Ursprungspunkte (oder auch *yuan*-Punkte) genannt".

Der *Shu*-Bach-Punkt. Laut dem *Nan jing*, Frage 66: „Die Bachpunkte der fünf inneren Leitbahnen sind auch Stellen, an denen die *yuan*-Energie fließt. Deshalb kann es das Qi und den Blutfluss verteilen. Daher beruhigt er den Geist." Deshalb ist es sehr effektiv, das Qi im ganzen Körper zu verteilen und Stagnation aufzulösen.

Der Erd-Punkt Le 3 (H 3, *taichong*) kann das Leber-Qi im ganzen Körper verteilen und das Leber-Yang verwurzeln, dadurch beruhigt er den Geist.

Zuletzt: Le 3 (H 3, *taichong*) ist ein wichtiger Punkt um Leber-Yang und Leber-Wind zu besänftigen, daher besänftigt und beruhigt er den Geist.

Le13 (H 13, *zhangmen*) – Abschnittstor
Mu-Punkt der Milz, *Hui*-Verbindungspunkt der *zang*-Organe, Verbindungspunkt des FK Leber (o. hepaticus, *gan*) und FK Gallenblase (o. felleus, *dan*)

Der *mu*-Punkt. Als *mu*-Punkt der Milz (Erdelement) und einem Verbindungspunkt der Leber und Gallenblase (Holzelement) kann dieser Punkt harmonisieren und eine Balance herstellen, wenn das Holz die Erde akzeptiert. *Das Buch der Geschichte* sagt: „Wenn das Holz den Wert der Erde erfährt, wird es zu tausend Stücken wertvollen Holzes" und impliziert das Le 13 (H 13, *zhangmen*) die Fähigkeit hat, die Beziehung zwischen beiden zu harmonisieren, die Milz zu tonisieren und das Leber-Qi zu regulieren und zu verteilen.

Zuletzt: Le 13 (H 13, *zhangmen*) kann die Beziehung zwischen der Milz und der Leber harmonisieren und die Milz kräftigen, sowie das Leber-Qi verteilen und regulieren. Daher kann es den Geist (*shen*) beruhigen.

Le 14 (H 14, *qimen*) – Tor des Zyklus
Mu-Punkt der Leber und Verbindungspunkt des FK Leber (o. hepaticus, *gan*) und des FK Milz (o. lienalis, *pi*) mit dem *Haltenetz des Yin* (s. retinens yin, *yinweimai*)

Der *mu*-Punkt hat die Fähigkeit, die Leber zu besänftigen, reduziert Fülle und stärkt bei Mangel. Man sagt „Qi ist der Kommandant des Blutes, wenn sich Qi bewegt, bewegt sich Blut". Dies beschreibt die Fähigkeit von Le 14 (H 14, *qimen*), das den Blut- und Qi-Fluss fördert.

Zuletzt: Le 14 (H 14, *qimen*) kann das Qi verteilen, das Blut (Xue) aufbauen und den Geist (*shen*) beruhigen.

Anmerkung: Manchmal wird der Name des Punktes mit „Tor der Hoffnung" übersetzt. Dieser Name spiegelt die Fähigkeit wider, eine träge Psyche anzutreiben, welche sich in Depressionen, Hoffnungslosigkeit und Antriebslosigkeit manifestiert hat.

Auch bei frustrierenden Gedanken, welche den Schlaf stören und um 3 Uhr mit Kopfschmerzen und Depressionen wach werden lassen.

Le 14 (H 14, *qimen*) ist der letzte Punkt des FK Leber (o. hepaticus, *gan*), dort wo das Qi zum nächsten Punkt, Lu 1 (P 1, *zhongfu*), fließt. Dies verbindet die *hun*-Seele, welche mit der Leber verbunden ist, mit der *po*-Seele, die zur Lunge gehört. Diese Beziehung von *hun* und *po* ist für das Träumen und einen guten Schlaf wichtig.

Bl 18 (V 18, *ganshu*) – Zustimmungspunkt der Leber

Der Zustimmungspunkt Bl 18 (V 18, *ganshu*) hat eine stark ausgleichende Wirkung auf die Leber. Meister Dan-xi der Jin-Yuan Dynastie sagt: „Die Leber regiert die Verteilung". Er reguliert Leber-Feuer und beseitigt Feuchte-Hitze. Wenn sich die Stagnation des Leber-Qi´s in Feuer umwandelt, wird Ärger, Manie und gestörter Schlaf entstehen.

In einigen Texten ist eine Kombination von *shu*- und *mu*-Punkten genannt. Daher kann er sehr gut mit Le 13 (H 13, *zhangmen*) kombiniert werden, wenn die Schlaflosigkeit aufgrund von Leberproblemen besteht.

Zuletzt: Bl 18 (V 18, *ganshu*) hat die Fähigkeit Blut zu stärken, das Leber-Qi zu regulieren und zu befreien. Daher beruhigt er den Geist und reduziert Ärger und Frustration.

Bl 20 (V 20, *pishu*) – Zustimmungspunkt der Milz

Als der *shu*-Punkt hat er die Fähigkeit, die Milz zu regulieren, Fülle zu reduzieren und bei Mangel wieder aufzubauen. Laut dem Buch *Wichtige Fragen* Kapitel 23 und 74: „Die Milz verabscheut Feuchtigkeit, Feuchtigkeit Schwellung und Fülle gehören alle zur Milz" und „wenn die Milz krank ist, wird Feuchtigkeit erzeugt".

Zuletzt: Bl 20 (V 20, *pishu*) ist ein Hauptpunkt, um die Milz zu stärken und Feuchtigkeit und Schleim zu beseitigen. Deshalb kann er verwendet werden, wenn der Schlaf durch Feuchtigkeit und Schleim gestört ist, vor allem bei Milz-Mangel.

Weitere mögliche Punkte:

- Du 19 (Rg 19, *houding*) – Hof des Geistes
- N-HN-54 (*animian*) – Schlaf
- M-HN-3 (*yintang*) – Siegelhalle

Akupunktur-Kombinationen

Le 13 (H 13, *zhangmen*) in Kombination mit MP 6 (L 6, *sanyinjiao*) und Le 3 (H 3, *taichong*) kann die Leber und die Milz stärken, Qi verteilen und Obstruktionen beseitigen. Dies beruhigt den Geist.

MP 3 (L 3, *taibai*) in Kombination mit Le 13 (H 13, *zhangmen*) kann die Milz stärken und die Leber befrieden, besonders wenn ein abdominales Völlegefühl den Schlaf stört.

3.3.2 Shao-Yang-Muster (kleines Yang, yang minor) mit Hitze im Thorax

Symptome und Klinik

Ein- und Durchschlafstörungen von thorakalem Druck- und Engegefühl begleitet.

Psychischer Befund: Patient wirkt stark erregbar und ängstlich

Körperliche Symptome: Palpitationen, Herzklopfen, Engegefühl im Thorax, Angina pectoris, Ängste und Übererregbarkeit treten auf. Gelegentlich tritt eine Blockade auf, die die Rotationsfähigkeit im Thorax stark einschränkt. Dazu kann ein ausgeprägtes Schweregefühl des gesamten Körpers kommen.

Befunde

Zunge: Zungenkörper ist rot oder hat rote Pünktchen im vorderen Drittel. Zungenbelag ist dick, klebrig, gelblich

Pulse: saitenförmig (pp. chordales, *xianmai*) und beschleunigt (pp. celeri, *shumai*)

Therapiestrategien

Die *shaoyang*-Schicht sollte geklärt und harmonisiert werden. In den Rezeptursammlungen gibt es dafür eine eigene Rubrik, die „*shaoyang* harmonisierenden Rezepturen", wovon viele davon bereits im *Shang han lun* beschrieben sind.

Arzneitherapie

Bupleurum Dekokt mit Ostrae concha und Mastodi fossilia (*Chaihu jia long gu muli tang*)

Bupleuri radix (*chaihu*)	10 g
Pinelliae rhizoma (*banxia*)	8 g
Scutellariae radix (*huangqin*)	5g
Ginseng radix (*renshen*)	5g
Cinnamomi ramulus (*guizhi*)	6 g
Poria scleroticum (*fuling*)	6 g
Mastodi Fossilia = Draconis os (*longgu*)	8 g
Ostreae concha (*muli*)	8 g
Jujubae fructus (*dazao*)	5 g
Zingiberis Recens rhizome (*shengjiang*)	2 g

Eventuell bei bestehender Obstipation am Ende des Kochvorgangs hinzufügen:

Rhei rhizoma (*dahuang*)	1-6 g

Erläuterungen der Rezeptur

Diese Rezeptur ist eine von vielen Modifikationen des Kleineren Buplerum Dekoktes *Xiao chaihu tang*.

Zur Grundrezeptur kommen die mineralischen absenkenden Sedativa Mastodi fossilia = Draconis os (*longgu*) und Ostreae concha (*muli*). Diese ursprüngliche Shao-Yang-Rezeptur harmonisiert durch die Modifikationen nicht nur das Shao-Yang, sondern entblockt alle drei Yang-Ebenen. Darüber hinaus beruhigt sie den Geist (konstellierende Kraft, *shen*).

Klinische Wirksamkeit (Erfahrungen des Autors)

Diese Rezeptur wirkt insbesondere auf Erkrankungen, bei denen – westlich gesprochen – ausgeprägte „psychosomatische" Beschwerden der Symptomatik vorliegen. Daher setze ich dieses Rezept besonders gern ein, um nach Schockerlebnissen oder sehr emotional aufwühlenden Ereignissen den Geist und die Emotionen wieder zu beruhigen. Denn hier kommt besonders die rasch absenkende und sedierende Wirkung der schweren, mineralischen Arzneien (Mastodi fossilia = Draconis os (*long gu*) und Ostreae concha (*muli*) zum Einsatz. Dieses hilft auch bei Unruhezuständen und Schlaflosigkeit, in denen eine Suchtproblematik im Hintergrund eine Rolle spielt. So ist das Rezept hervorragend zur Unterstützung einer Entzugsbehandlung bei Nikotin-, Alkohol- oder Drogenabusus geeignet, um die auftretenden Entzugssymptome zu lindern.

Akupunktur - Mögliche Punkte (Auswahl)

- Gb 12 (F 12, *wangu*)
- Gb 43 (F 43, *xiaxi*)
- Gb 44 (F 44, *zuqiaoyin*)
- Bl 19 (V 19, *danshu*)
- 3E6 (T 6, *zhigou*)

Erläuterung der Punkte

Gb 12 (F 12, *wangu*) – Ganzer Knochen
Verbindungspunkt des FK Gallenblase (o. felleus, *dan*) und der FK Blase (o. vesicalis, *pangguang*)

Der Verbindungspunkt reguliert und beruhigt den Geist und hat die Fähigkeit, Symptome, wie Störungen des Herzens und Schlaflosigkeit zu behandeln.

Gb 12 (F12, *wangu*) hilft dem Kopf und dem Gehirn inneren und äußeren Wind zu beseitigen. Daher hilft er bei vielen Schlafproblemen, wie bei Schlaganfall und Schlaflosigkeit (begleitet von Kopfschmerzen), die aufgrund von Wind entstehen.

Zuletzt: Gb 12 (F12, *wangu*) ist fähig, den Geist (*shen*) zu regulieren und zu beruhigen und den Schlaf zu fördern.

Gb 43 (F 43, *xiaxi*) – Verengtes Tal
Ying-Quellen und Wasser-Punkt des FK Gallenblase (o. felleus, *dan*)

Der *Ying*-Quellen-Punkt Gb 43 (F 43, *xiaxi*) kann Feuer klären. Laut dem *Nan jing,* Frage 66, ist ein Quellenpunkt gut anzuwenden, wenn „heiße Empfindungen vorliegen".

Als Wasser-Punkt des Holzelementes hat Gb 43 (F 43, *xiaxi*) eine nährende und kühlende Funktion auf das Holz. Dies kann die aufsteigende Energie des Feuers, welche Ärger und Frustration verursacht, besänftigen und den Geist (*shen*) beruhigen. Eignet sich auch gut bei Kopfschmerzen oder Migräne, die nach dem Aufwachen entstehen.

Zuletzt: Gb 43 (F 43, *xiaxi*) kann Feuer klären und den Geist beruhigen. Reduziert Agitiertheit und besänftigt Ärger.

Gb 44 (F 44, *zuqiaoyin*) – Yin-Öffnung des Fußes
Jing-Brunnen und Metall-Punkt des FK Gallenblase (o. felleus, *dan*)

Der *jing*-Brunnen-Punkt Gb 44 (F 44, *zuqiaoyin*) hat die Fähigkeit, Feuer zu löschen, welches Albträume, Unruhe und Schlaflosigkeit verursacht. Desweiteren verwurzelt er den unruhigen Geist (*shen*) und gibt ihm wieder Frieden.

Der Metall-Punkt des Holzelementes. Laut den 5 Elementen kontrolliert Metall das Holz. Dieser Punkt hat eine kontrollierende und ausgleichende Funktion und gleicht die Beziehung zwischen *hun*-Leber (Holz) und *po*-Lunge (Metall) aus. Man verwendet ihn auch bei Fällen von Schlaflosigkeit aufgrund von einer gereizten Leber oder Gallenblase. Daher hat er einen sehr guten Effekt auf das Träumen und Albträume, besonders bei Träumen mit Gewalt.

Zuletzt: Gb 44 (F 44, *zuqiaoyin*) kann Feuer klären und den Geist besänftigen. Er hat einen starken Effekt auf Albträume, welche aufgrund einer *hun*- und *po*-Dysbalance entstehen.

Bl 19 (V 19, *danshu*) – Zustimmungspunkt der Gallenblase

Der *Shu*-Punkt hat die Fähigkeit, die Gallenblase zu regulieren, Fülle zu reduzieren und bei Mangel wieder aufzufüllen. Bl 19 (V 19, *danshu*) kann immer dann verwendet werden, wenn Feuchte-Hitze in die Gallenblase eindringt und die Gallensekretion vermindert.

Wann immer Feuchte-Hitze in die Gallenblase eindringt, kann sie zum Herzen vordringen und es attackieren. Dies kann Schlaflosigkeit, begleitet mit Palpitationen und Angst, verursachen.

Zuletzt: Bl 19 (V 19, *danshu*) kann Feuchte-Hitze aus dem FK Gallenblase (humor calor felleum, *shidanre*) ausleiten und den Geist (*shen*) beruhigen, besonders bei Schlaflosigkeit mit Angst und wenn der Schlaf aufgrund von Depressionen gestört ist, welche durch mangelnde Entscheidungskraft entstanden sind.

3E6 (T 6, *zhigou*) – Verzweigter Graben

Jing-Fluss- und Feuer-Punkt des Dreifachen Erwärmers

Der *jing*-Fluss-Punkt hat eine andauernde und starke Fähigkeit, Bewegung zu fördern und kann daher den Fluss unterstützen und Stagnation beseitigen.

3E6 (T 6, *zhigou*) wird hauptsächlich verwendet, um Stagnation im Darm zu zerstreuen und Obstipation zu beheben.

Der Feuer-Punkt 3E6 (T 6, *zhigou*) ist ein Hauptpunkt, um Hitze des Körpers und das Minister-Feuer zu klären.

Zuletzt: 3E6 (T 6, *zhigou*) kann Obstipation beheben, das Qi regulieren und Hitze klären und kann daher den Geist beruhigen.

Weitere mögliche Punkte:

- Du 19 (Rg 19, *ho*uding) – Hof des Geistes
- N-HN-54 (*animian*) – Schlaf
- M-HN-3 (*yintang*) – Siegelhalle

Akupunktur-Kombinationen

Gb 12 (F12, *wangu*) in Kombination mit und Bl 19 (V 19, *danshu*) um den Geist zu beruhigen und Schlaf zu fördern.

Gb 43 (F 43, *xiaxi*) in Kombination mit 3E6 (T 6, *zhigou*). Beide reduzieren Hitze aus dem Shao-Yang und eliminieren Stagnation und fördert dadurch den Schlaf.

3.4 Zusammenfassung der wichtigsten Rezepturen

Muster	Symptome	Befunde	Rezeptur	Anmerkung
Hitze im FK Herz (Herz-Feuer)	Ein- und Durchschlafstörung psychisch sehr „überdreht" Mundgeschwüre	Zungenkörper: rot Belag: gelblich Puls: kraftvoll, beschleunigt	*Xie xin tang* Dekokt, das das Herz klärt	„manischer" Typ Typisch: wenig Tagesmüdigkeit
Hitze im FK Leber (Leber-Feuer)	Ein- und Durchschlafstörung und insbesondere frühmorgendliches Erwachen psychisch sehr „cholerisch" Augenprobleme	Zungenkörper: besonders Ränder rot Belag: gelblich Puls: kraftvoll, drahtig, beschleunigt	*Long dan xie gan tang* Gentiana radix Dekokt, das die Leber entlastet	„cholerischer" Typ Typisch: ständig unter Strom
Schleim-Hitze blockiert die Sinnes-öffnungen	Schlafstörung, auch Schlaf-Apnoe-Syndrom, Schnarchen Druck im Brustkorb, Schwindel	Zungenkörper: rote Spitze Belag: dick, klebrig und gelblich Puls: schlüpfrig, drahtig und beschleunigt	*Wen dan tang* Dekokt, das die Gallenblase wärmt	„panischer" Typ Typisch: hysteriforme Panikattacken, psychische Verwirrung
Leber-Qi-Stagnation	besonders frühmorgendliches Erwachen Druck am Rippenbogen Beschwerden sehr stressabhängig	Zungenkörper: rote Ränder Belag: unauffällig Puls: kräftig, drahtig.	*Chaihu shu gan san* Bupleurum Dekokt, das die Leber entlastet	„frustrierter" Typ Typisch: wacht frühmorgens mit Gedanken auf, was er alles zu tun hat
Blut-Stase	Ein- und Durchschlafstörung Neigung zu Schmerz-Syndromen	Zungenkörper: livide, purpur Belag: wenig verändert Puls: gespannt, rau	*Xue fu zhu yu tang* Dekokt, das Stasen aus dem Haus des Blutes treibt	„chronischer" Typ Typisch: wirkt sehr innerlich stagniert

Muster	Symptome	Befunde	Rezeptur	Anmerkung
Herz-Blut/Yin-Mangel	hauptsächlich Ein-, gelegentlich auch Durchschlafstörung viele Träume trockene Haut	Zungenkörper: blass und rote Spitze Belag: vermindert Puls: fein, zart	*Suan zao ren Tang* Zizyphi Dekokt	„blasser" Typ Typisch: nach Blutverlusten, postoperativ oder längerer Erschöpfung
Milz- und Herz- Qi und Blut-Mangel	Schlafstörungen Konzentrationsschwäche, breiige Stühle und Heißhunger auf Süßes	Zungenkörper: blass, evtl. gedunsen Belag: vermehrt Puls: schlüpfrig, unregelmäßig	*Gui pi tang* In die Milz einfließendes Dekokt	„verzagter" Typ Typisch: sehr hilfreich bei Prüfungsängsten oder Liebeskummer
Nieren- und Herz-Yin-Mangel	ausgeprägte Ein-, und Durchschlafstörung Trockenheit der Haut und Schleimhäute	Zungenkörper: rot, klein und rissig Belag: vermindert Puls: fein, beschleunigt, chi-Position geschwächt	*Tian wang bu xin dan* Die das Herz tonisierende Pille des Himmels-Herrscher	„präseniler" Typ Typisch: ausgeprägte Vergeßlichkeit, sprunghaftes Denken
Leber-Milz Disharmonie mit Yang-Exzess in Leber und Herz	sowohl Ein- als auch Durchschlafstörung Bauchbeschwerden	Zungenkörper: rote Ränder und Spitze, gedunsen Belag: vermindert oder leicht vermehrt Puls: drahtig, schlüpfrig.	*Jia wei xiao yao san* Verstärktes Pulver der heiteren Ungebundenheit	„midlife" Typ Typisch: im Rahmen von Wechsjahre-beschwerden
Störung in allen drei Yang-Stadien mit eingeschlossener Hitze im Thorax	Unruhezustände und Schlafstörung Druck- und Brennen im Oberbauch und an den Rippenbögen, Unfähigkeit den Thorax zu rotieren, generalisiertes Schweregefühl im Körper	Zungenkörper: rot oder rote Pünktchen im vorderen Drittel Belag: dick, klebrig, gelblich Puls: drahtig, beschleunigt	*Chaihu jia long gu muli tang* Bupleurum Dekokt mit Ostrae concha und Fossilia mastodi	„Genußmittel" Typ Typisch: im Rahmen von Entzugs-behandlungen

3.5 Spezifische Anamnese

Fragen, die im Zusammenhang mit Schlafstörungen sinnvoll und wegweisend sein können:

- Erschöpfung (trotz ausreichendem Nachtschlaf) (auch gemäß dem *Manual of Mental disorders*)
- mentale Erschöpfung, Leistungsknick, Konzentrationsschwäche, Vergesslichkeit
- Temperaturrempfinden – tagsüber/nachts
- Schweiße, Nachtschweiß
- Welche Art von Schlafstörung (Einschlafen, Durchschlafen, frühmorgendliches Erwachen)
- Träume
- Palpitationen
- Stuhlgang (Obstipation, Diarrhoe)
- Magenprobleme (Druck im Oberbauch, Appetit, Heißhunger, Sodbrennen, Genussmittel),
- Ess- und Trinkgewohnheiten
- Stimmungslage (Umgang mit Ärger, besondere Belastungen – nicht abgeschlossene Trauer, Konflikte, Grübeleien, Ängste, Unruhe, Nervosität ohne Grund)
- Mens (hormonelle Ursachen)
- Schmerzen (können Schlaf beeinträchtigen oder morgendliches Erwachen mit Kopfschmerzen)
- Gelenkbeschwerden (Entzündungen, feuchte Hitze)
- Schlafgewohnheiten (Zubettgehzeit, TV, Radiowecker mit beleuchtetem Zifferblatt oder andere Uhren im Schlafzimmer)

4 Schlafstörungen bei Kindern

Einführung

Schlafprobleme bei Kindern unterscheiden sich deutlich in der Ätiologie und Erscheinung von den Schlafproblemen der Erwachsenen. In den meisten Fällen hat die Schlaflosigkeit bei jungen Kindern mit der Ernährung, Impfungen, Zahnen oder früheren Erkrankungen zu tun und weniger mit emotionalen Problemen, wie wir sie bei Erwachsenen kennen. Während bei Erwachsenen Einschlafstörungen auf Blut-Mangel hinweisen können, ist es bei Kindern eher ein Zeichen von Hitze oder kranialen Stauchungen.

Wenn man Schlaflosigkeit bei Kindern betrachtet, müssen wir uns daran erinnern, dass die Kindheit das Holzelement widerspiegelt, das Steigen des Yang innerhalb des Yin. Daher tendieren Kinder in den ersten Jahren des Lebens zu mehr Yang als Yin und ihre Leber neigt zur Unausgewogenheit und aufsteigender Hitze. Zur Nachtzeit wandert das Yang ins Innere, um im Yin verwurzelt zu werden. Der relative Yang-Überschuss, sowie die Unausgewogenheit des FK Leber und seinen Auswirkungen auf die Ätherseele (*hun*), machen Kinder für Schlafstörungen und Schlaflosigkeit anfällig.

Es folgen die häufigsten Formen von Schlaflosigkeit bei Kindern, wie ich sie in meiner Praxis gesehen habe, zusammen mit Vorschlägen für die Behandlung mit Akupunktur, Bachblüten, Ernährungsempfehlungen und Tipps für die Eltern. Bei meinen Vorschlägen für die Behandlung sollten Sie beachten, dass die Akupunktur bei Kindern so einfach wie möglich gehalten und jeweils nur wenige Nadeln gestochen werden sollten. Daher müssen wir als Behandler klar und spezifisch in unserer Wahl sein.

Bevor wir Schlafstörungen bei Kindern diskutieren, müssen wir uns über die normalen Schlafmuster, welche sich während der Kindheit beträchtlich verändern, im Klaren sein.

4.1 Normale Schlafmuster bei Kindern

0-3 Monate

Schlafmuster sind noch nicht festgelegt. Dies macht es schwierig Schlafprobleme in diesem Alter zu erkennen. Babys schlafen 16-20 Stunden am Tag, 1-4 Stunden am Stück, dazwischen sind 1-2 Stunden Wachphasen. Der Tagesschlaf ist gleichzusetzen mit dem Nachtschlaf. Die Fähigkeit zwischen Tages- und Nachtschlaf zu unterscheiden, entwickelt sich zwischen der 6. Woche und dem 3. Monat.

3-6 Monate

Babys wachen alle 3-4 Stunden in der Nacht auf, um zu Essen. Babys die gestillt werden wachen etwas öfter auf. Normalerweise erwarten wir Schlafphasen von 3-4 Stunden und über den gesamten Tag etwa 13-15 Stunden Schlaf.

6-12 Monate

Am Tag werden zwei Schlafsequenzen erwartet, ein Morgen-Nickerchen von 45-90 Minuten und ein Nachmittags-Nickerchen von 60-120 Minuten. Nachts werden 1-2 Wachphasen für das Essen erwartet, etwas öfter bei Babys, die gestillt werden. Nachts werden Schlafphasen von normalerweise 6-8 Stunden erwartet.

12-36 Monate

Der Tageschlaf ist auf ein Nickerchen von 1,5-3,5 Stunden reduziert. Während der Nacht erwarten wir eine kurze Aufwachphase mit einer vollständigen Erholung durch den Schlaf. Solche Aufwachphasen müssen nicht zwingend jede Nacht auftreten. Schließlich erwarten wir 12-14 Stunden Schlaf pro Tag.

3-6 Jahre

Kinder in diesem Alter benötigen ungefähr 12 Stunden Schlaf pro Nacht.

6–12 Jahre

Kinder in diesem Alter benötigen ungefähr 10 Stunden Schlaf pro Nacht.

Pubertät

Heranwachsende benötigen 9 Stunden Schlaf pro Nacht

Ätiologie

Faktoren, welche Schlafstörungen bei Kindern hervorrufen können:

4.1.1 Schwangerschaft

Babys werden stark durch die Konstitution und dem energetischen Zustand der Mutter während der Schwangerschaft beeinflusst.

Daher führt mütterliche Anämie oder Überanstrengung während der Schwangerschaft, mütterlichen Krankheit, emotionale Traumata, welche die Mutter während der Schwangerschaft erlebt, genauso wie Nahrung, Medikamente und andere Toxine (*taidu*), die während der Schwangerschaft konsumiert werden, zu Schlafproblemen in der Kindheit.

4.1.2 Entbindung

Entbindungen können einen enormen Einfluss auf den energetischen Zustand von Neugeborenen und ihren Schlaf haben. Wir können diese Einflüsse in drei Kategorien aufteilen:

- Traumatische Entbindungen, medizinische Interventionen wie Entbindung durch Kaiserschnitt, der Saugglocke und der Gebrauch der Zange. All dies führt zu kranialen Stauchungen und eine Stagnation von Qi und Blut im Kopf.
- Verzögerte Geburt, exzessive mütterliche Blutungen, Verwendung von Periduralanästhesie, Betäubungsmittel und ärztliche Geburtseinleitung können einen Mangel von Qi und Blut verursachen, was den Schlaf des Babys beeinflusst.

- Kindlicher Stress während der Geburt kann Störungen des Geistes (*shen*) des noch sehr zarten Babys verursachen oder sogar das Eindringen von wind (*gui*) begünstigen.

4.1.3 Ernährung

- Es wird gesagt: „Der Transport und die Umwandlung bei Kindern ist noch nicht untermauert und vollendet. Daher können sie leicht durch Nahrung Schaden nehmen". Bei den meisten Säuglingen ist die Milz in den ersten Jahren des Lebens noch nicht ganz ausgereift. Als ob dies noch nicht genug wäre, steht das Verdauungssystem von Babys und Kleinkindern unter enormer Belastung, da große Mengen von Qi produziert werden müssen. Dieses Qi wird für das gewaltige Wachstum benötigt, das in den ersten beiden Lebensjahren stattfindet. Daher ist das Verdauungssystem von jungen Kindern oft sehr schwach oder steht zu guter Letzt unter einem enormen Druck. Sie werden durch unregelmäßiges Essen, große Mengen an Nahrung oder Nahrung die zu heiß, zu kalt oder schwierig zu verdauen ist, aus der Balance geworfen.

- All dies kann zu kolikartigen Bauchschmerzen, exzessiver Hitze oder Kälte, Ansammlung von Feuchtigkeit und Schleim führen und den Schlaf des Kindes stören.

- Ältere Kinder sind auch anfälliger für eine Störung des Gleichgewichts und für Schlaflosigkeit, welche durch exzessiven Konsum von kaltem Essen wie Eiscreme, Joghurt und Bananen oder heißem, schleimigem Junk Food hervorgerufen wird.

- Medizinische Behandlungen und Impfungen erzeugen trübe Hitze/alten Schleim im Körper, welche zu LPF (Lingering Pathogenic Factor, pathogener Restfaktor) führen. Die resultierende Hitze oder Stagnation im *mittleren jiao* verursacht Schlafprobleme.

- Emotionale Schwierigkeiten, welche durch Ereignisse, die in der Kindheit entstanden sind (wie Trennung oder Scheidung der Eltern, Beginn oder Wechsel des Kindergartens, Rivalität zwischen Geschwistern, traumatische Ereignisse, Wechsel des Zuhauses, Gruppendruck in der Schule), können den Schlaf beeinträchtigen. All diese Faktoren haben einen beunruhigenden Effekt auf den Schlaf des Kindes.

- Tägliche Gewohnheiten, wie stundenlanges, exzessives Fernsehen, Computerspiele und die Überstimulierung, können eine Mangel von Milz- und Leber-Qi, wie auch Blut hervorrufen. Dies führt zur Schlaflosigkeit.

4.2 Muster von Schlafstörungen

Folgende Syndrommuster können wir häufig finden:

4.2.1 Fülle (shi)-Muster

4.2.1.1 Hitze oder Feuer stören den FK Herz (o. cardialis, xin)

Ätiologie

Hitze in der Gebärmutter

Diese kann durch mütterliche Konstitution, mütterlichen Konsum von „heißen" Nahrungsmitteln während der Schwangerschaft, medizinische Behandlungen, Rauchen der Eltern während der Schwangerschaft oder während der ersten Lebensmonate entstanden sein.

Nahrungsstagnation

Wie bereits vorher beschrieben, arbeitet das Verdauungssystem der Babys und Kleinkinder auf vollen Touren. Daher resultieren unregelmäßige Mahlzeiten, exzessive Mengen an Nahrung oder in frühen Lebensjahren schwer zu verdauende Nahrung, in Nahrungsstagnation und Ansammlung von heißem Schleim im *mittleren jiao* (auch „Accumulations-Störung)" genannt). Dieser heiße Schleim (pituita, *tan*) stört das Herz (Xue) und führt zur Schlaflosigkeit.

Hitze verursacht durch Zahnen

Auch wenn die Säuglingsnahrung sanft und einfach ist, kann das Zahnen eine Stagnation und Ansammlung von Hitze im FK Magen (calor stomachi, *weire*) erzeugen. Diese wird durch die divergente Leitbahn des Magens transportiert, welche zum Herzen führt. Dies erzeugt Schlaflosigkeit. Heiße fettige Speisen – Junk Food, gewürzte Snacks – sind die Basis für externe Hitze und Schlaflosigkeit bei älteren Kindern.

Pathogene Hitze

Pathogene Hitze, die nach einer längeren, fiebrigen Erkrankung bleibt und nicht vollständig geklärt wurde oder ein Hitzschlag, neigt dazu, in der *Shao-Yang*-Ebene eingeschlossen zu werden.

„Pathogener Restfaktor" (Hitze, calor, re) im FK Leber (o. hepaticus, gan)

Dieser besteht aus dickem, heißem Schleim, welcher im Leitbahnsystem eingeschlossen ist, besonders im FK Leber. Er wird hauptsächlich durch Impfungen hervorgerufen (wie MMRV – Masern, Mumps, Röteln, Varizella Impfungen), medizinische Behandlungen oder ernsthafte, fiebrige Erkrankungen, welche nicht vollständig aufgelöst wurden.

Krankheitsentstehung

Hitze oder heißer Schleim (im Fall der Nahrungs-Accumulation und Stagnation) steigt auf, stört das Herz und verursacht Agitiertheit des *shen* und Schlaflosigkeit. Zusätzlich zu dem Einfluss des *shen* auf den Schlaf hat das *hun* der Leber auch einen großen Einfluss auf die Länge und die Qualität des Schlafes. Daher kann Hitze oder Feuer, welches von der Leber kommt, das *hun* stören und zu gestörtem Schlaf, Albträumen und Nachtangst führen. Die Nahrungsstagnationen sind in diesem Fall auch häufig ursächlich beteiligt, da die Stagnation im *mittleren jiao* den Leber-Qi-Fluss behindert. Dies erzeugt Leber-Hitze und Agitation des *hun* und zeigt sich selbst in Reizbarkeit, Wutanfällen und natürlich in Schlaflosigkeit.

Zeichen und Symptome

- Schwierigkeiten einzuschlafen – Kinder sind oft stundenlang wach
- leichter Schaf – können durch kleinste Geräusche aufwachen
- Kinder wachen früh morgens auf
- Kinder können nachts aufwachen. Nach dem Aufwachen, sind die Kinder wach und wollen spielen. Falls Leber-Hitze involviert ist, liegt die Aufwachzeit zwischen (1:00 - 3:00 morgens).
- Agitiertheit des *shen* kann Angst vor der Dunkelheit erzeugen. Auch wenn das nächtliche Erwachen nicht von Weinen begleitet ist, kann das Kind durch die Dunkelheit verängstigt sein und in Tränen ausbrechen.
- rote Wangen, rote Lippen
- Nachtschweiß (wenn Schleim involviert ist)
- Reizbarkeit, Wutanfälle
- Obstipation, dunkler Urin
- schläft ohne Bettdecke
- bevorzugt kalte Getränke oder ein kühles Bad
- sehnt sich nach Eiscreme oder sogar Eiswürfeln
- wenn Hitze in die Seele (*hun*) eindringt: Albträume, Nachtangst, Reden im Schlaf, Zähneknirschen und Schlafwandel
- wenn Hitze aufgrund von Nahrungsstagnation entsteht: geschwollener Bauch, grünlicher, übelriechender Stuhl, abwechselnd Diarrhoe und Obstipation, Windeldermatitis, grünliche Verfärbung um den Mund, grüner Schleim
- Fingervene: dick, rot, purpur

Zunge: rot, besonders auf der Spitze und an den Seiten. Falls Schleim involviert ist: dicker, gelblicher, klebriger Belag

Puls: ein voller, schneller Puls, mit Hitze besonders in den *cunmai* und *guanmai* Positionen. Eventuell schlüpfrig (lubricus, *huamai*)

Therapiestrategien

- Hitze zerstreuen, Feuer drainieren
- den Geist (*shen*) beruhigen, die Ätherseele (*hun*) erden
- falls Nahrungsstagnationen bestehen – Regulieren des Qi der Milz und Schleim beseitigen

Akupunktur - Mögliche Punkte (Auswahl)

- Gb 12 (F 12, *wangu*)
- He 8 (C 8, *shaofu*)
- He 7 (C 7, *shenmen*)
- Pc 8 (*laogong*)
- Pc 7 (*daling*)
- Le 1(H1, *dandun*)
- Le 2 (H2, *xingjian*)
- Gb 44 (F 44, *zuqiaoyin*)
- Gb 43 (F 43, *xiaxi*)
- 3E6 (T 6, *zhigou*)

He 8 (C 8*, shaofu*) – Residenz des kleinen Yin

Ying-Quellen und Feuer-Punkt des FK Herz (o. cardialis, *xin*)

He 8 (C 8, *shaofu*) ist aufgrund seiner Rolle als *ying*-Brunnen-Punkt des Feuerelementes ein Hauptpunkt um Herz-Feuer zu klären, welche von Symptomen wie Schlaflosigkeit und Agitiertheit begleitet werden.

He 7 (C 7, *shenmen*) – Tor des Geistes
Shu-Bach, *yuan*-Quellen und Erd-Punkt des FK Herz (o. cardialis, *xin*)

Laut dem *Nan jing*, „in Fällen von Mangel stärke die Mutter, in Fällen von Fülle reduziere das Kind". Der Erd-Punkt der Feuer-Leitbahn He 7 ist fähig, Feuer vom Herzen zu reduzieren. Als *yuan*-Quellen-Punkt, hat He 7 eine selbstregulierende Funktion und ermöglicht es, Fülle zu reduzieren.

Pc 8 (*laogong*) – Palast der Mühsal
Ying-Quellen und Feuer-Punkt der Perikard-Leitbahn (c. pericardialis, *xinbaojing*)

Als Feuer- und *ying*-Quellen-Punkt ist Pc 8 ein starker Punkt, um den Geist zu beruhigen und Hitze vom Perikard- und der Herz-Leitbahn zu klären. Er wird auch verwendet, wenn Schlaflosigkeit aufgrund von Juckreiz, wie bei der Atopischen Dermatitis, entstanden ist.

Pc 7 (*daling*) – Großer Flügel
Shu-Bach, *yuan*-Quellen und Erd-Punkt der Perikard-Leitbahn (c. pericardialis, *xinbaojing*)

Wie die meisten Punkte der Perikard-Leitbahn (c. pericardialis, *xinbaojing*), hat Pc 7 einen wichtigen Einfluss auf das Herz und den Geist. Als Erd-Punkt der Feuer-Leitbahn, kann Pc 7 aufgrund des *sheng*-Zyklus Feuer reduzieren. Er ist auch sehr wichtig um Hitze, die in die Blutebene vordringt und das *shen* agitiert, zu behandeln. Da das Perikard und die Leber sich dieselbe Schicht (*jueyin*) teilen, ist er besonders effektiv, wenn die Wurzel der Hitze im *jueyin* und der Leber residiert.

Le 1 (H 1, *dandun*) – Große Aufrichtigkeit
Jing-Brunnen und Holz-Punkt des FK Leber (o. hepaticus, *gan*)

Als *jing*-Brunnen-Punkt klärt Le 1 (H 1, *dandun*) Feuer. Als der Holz-Punkt der Holz-Leitbahn verteilt er Leber-Qi und beseitigt Stagnationen und beruhigt daher den Geist.

Le 2 (H 2, *xingjian*) – Zwischenraum des Gehens
Ying-Quellen und Feuer-Punkt des FK Leber (o. hepaticus, *gan*)

Als *ying*-Quellen-Punkt und als Feuer-Punkt des Holzelementes ist Le 2 der wichtigste Punkt, um Feuer aus der Leber, welches in das Herz vordringt, zu drainieren.

Gb 44 (F 44, *zuqiaoyin*) – Yin-Öffnung des Fußes
Jing-Brunnen und Metall-Punkt des FK Gallenblase (o. felleus, *dan*)

Als *jing*-Brunnen-Punkt kann Gb 44 (F 44, *zuqiaoyin*) Feuer, welches Albträume, Agitiertheit und Schlaflosigkeit verursacht, beruhigen. Er verwurzelt das ruhelose *shen* und stellt geistige Ruhe her.

Gb 43 (F 43, *xiaxi*) – Verengtes Tal
Ying-Quellen und Wasser-Punkt des FK Gallenblase (o. felleus, *dan*)

Als Wasser-Punkt des Holzelementes hat Gb 43 einen nährenden und kühlenden Effekt auf das Holz und dient dazu, aufsteigendes Feuer wieder zu besänftigen. Als der *Ying*-Brunnen-Punkt kann er Hitze klären.

3E6 (T 6, *zhigou*) – Verzweigter Graben
jing-Fluss und Feuer-Punkt des Dreifachen Erwärmers

Als *jing*-Fluss-Punkt, hat 3E6 die Fähigkeit, den Qi-Fluss anzuregen und Stagnationen im Darm zu zerstreuen. Als Feuer-Punkt des Feuerelementes ist er ein wichtiger Punkt um Hitze zu klären.

Ma 37 + 3E6 werden verwendet, um Hitze zu klären, das Blut zu bewegen, Verstopfung zu beseitigen und den Geist zu beruhigen. Die beiden Punkte sind besonders bei geblähtem Abdomen mit Verstopfung hilfreich, die am Schlafen hindern.

Punkte bei Nahrungsstagnation

Di 11, Le 4, Ma 45, Ma 44, Ma 40, Gb 34

Di 11 (IC 11, *quchi*) – Gewundener Teich
He-Meer und Erd-Punkt des FK Dickdarm (o. intestini crassi, *dachang*)

Yangming-Leitbahn, Di 11 (IC 11, *quchi*) ist einer der Hauptpunkte des Körpers um Hitze und Feuer zu klären. Als *he*-Meer-Punkt des Dickdarms behandelt Di 11 (IC 11, *quchi*) Obstruktionen und Stagnationen im Darm und beugt Nahrungsstagnation vor. Als Erd-Punkt stärkt er den Darm und unterstützt seine Funktion um Abfallprodukte nach unten zu führen.

Di 4 (IC 4, *hegu*) – Vereinte Täler
Yuan-Quellen-Punkt des FK Dickdarm (o. intestini crassi, *dachang*)

Als *yuan*-Quellen-Punkt des *yangming* ist Di 4 (IC 4, *hegu*) wertvoll um die Zirkulation von Qi und Blut anzukurbeln und löst dadurch Retentionen der Nahrung auf. Diese Funktion, genauso wie die Fähigkeit von Di 4 (IC 4, *hegu*) faziale Beschwerden zu behandeln, macht ihn sehr wertvoll, um Stagnationen und Hitze aufgrund von Zahnen aufzulösen. Deshalb beruhigt er den Geist (*shen*) und fördert den Schlaf.

Ma 45 (S 45, *lidui*) – Unterdrückte Heiterkeit
Jing-Brunnen und Metall-Punkt des FK Magen (o. stomachi, *wei*)

Als *jing*-Brunnen-Punkt ist Ma 45 (S 45, *lidui*) sehr effektiv um Feuer oder heißen Schleim der Magen- oder Herz-Leitbahn (o. stomachi, *wei* oder o. cardialis, *xin*) zu klären. Dies geschieht durch die divergente Magen-Leitbahn (o. stomachi, *wei*), die zum Herzen führt. Als der Metall-Punkt auf der Erd-Leitbahn reduziert er Schleim (pituita, *tan*) und exzessive Hitze (calor, *re*).

In Kombination mit MP 1 (L 1, *yinbai*) ist er sehr wertvoll, um Schlafstörungen, aufgrund von Schleim (pituita, *tan*) der das Herz (Xue) beunruhigt, zu behandeln.

Ma 44 (S 44, *neiting*) – Innerer Hof
Ying-Quellen und Wasser-Punkt des FK Magen (o. stomachi, *wei*)

Als *ying*-Quellen-Punkt liegt er auf dem distalen Ende der Magen-Leitbahn. Ma 44 klärt Hitze und Feuer der Magen-Leitbahn (o. stomachi, *wei*), besonders aus den oberen Bereichen. Daher macht es ihn zum Hauptpunkt, um Hitze und Stagnation der Magen-Leitbahn, welche durch Zahnen entstanden sind, zu behandeln. Als Wasser-Punkt der Erd-Leitbahn klärt Ma 44 aufgrund seiner Fähigkeit, Wasser und Erde in Balance zu halten. Dieser Punkt ist hilfreich bei Hitze und Feuchtigkeit und harmonisiert den Darm.

Ma 40 (S 40, *fenglong*) – Üppige Fülle
Luo-Verbindungspunkt des FK Magen (o. stomachi, *wei*)

Ma 40 (S 40, *fenglong*) ist der Hauptpunkt um Schleim (pituita, *tan*) und Feuchtigkeit (humor, *shi*) aus dem Körper zu beseitigen. Als *luo*-Verbindungspunkt löst Ma 40 (S 40, *fenglong*) mittels der divergenten Magen-Leitbahn Schleim auf, welcher das Herz beunruhigt.

Anmerkung: Wenn dieser Punkt bei kleinen Kindern verwendet wird, müssen wir uns vor Augen halten, dass die große Mengen an Schleim und Hitze, die gelöst werden, die Symptome deutlich verschlechtern. Er kann sogar Husten und Dyspnoe bei Kindern hervorrufen, die anfällig für Keuchhusten und Asthma sind.

Gb 34 (F 34, *yanglingquan*) – Strahlendes Licht
He-Meer und Erd-Punkt der Gallenblasen-Leitbahn (calor felleum, *danre*)

Als *he*-Meer-Punkt ist Gb 34 (F 34, *yanglingquan*) wertvoll, wenn Qi-Obstruktionen sich in Feuchtigkeit, insbesondere in Feuchte-Hitze, umwandeln, während er die Abwärtsbewegung des Magen-Qi verhindert.

Als Erd-Punkt der Holzleitbahn reguliert Gb 34 (F 34, *yanglingquan*) die Erde innerhalb des Holzes. Er reguliert die Bildung von Feuchtigkeit und Schleim. Außerdem hat er die Fähigkeit Qi zu verteilen.

Diätetische Empfehlungen

- regelmäßige Mahlzeiten – mindestens zwei Stunden Abstand zwischen den Mahlzeiten
- Abstinenz von exzessiven, energetisch heißen Speisen und Gewürzen
- Vollwertkost – nicht vor dem 2. Lebensjahr!
- ersetze gesüßte Getränke durch Wasser
- Reduktion von zu viel tierischem Eiweiß in der Nahrung – Milchprodukte, Fleisch – vor allem Schwein und Rind
- stelle sicher, dass Kinder die Menge an Nahrung erhalten, welche ihrem Alter und ihrer Größe entsprechen.

Es ist wichtig zu erinnern, dass diätetische Empfehlungen an Eltern von immenser Wichtigkeit sind, vor allem wenn Essgewohnheiten das Hauptproblem der Symptome sind.

4.2.1.2 Kälte Stagnation des Qi im mittleren jiao

Ätiologie

Kalte schleimige Nahrung wie Bananen, Eiscreme, Milchprodukte (besonders Joghurt), verletzen die Milz und sammeln sich im *mittleren jiao* an. Dies verursacht eine Stagnation des Qi, kolikartige, abdominale Schmerzen und Schlafstörungen.

Impfungen, medikamentöse Behandlungen (wie Antibiotika), Anästhesie welche während der Geburt verwendet wurden – all dies neigt dazu, dicken kalten Schleim im Körper zu produzieren, genannt Kälte LPF (Lingering pathogenic factor). Solch kalter, dicker Schleim setzt sich in den Leitbahnen fest und verursacht eine Stagnation des *mittleren jiaos*, welche Koliken und Schlafstörungen hervorrufen kann.

Krankheitsentstehung

Kältestagnation oder Stagnation von Kälte-Schleim im *mittleren jiao* können kolikartige, abdominale Schmerzen verursachen. Während der Nacht können aufgrund der verminderten Darmtätigkeit Stagnationen stärker werden und der Schmerz verschlechtert sich. Außerdem verletzt Kälte und Schleim die Milz und verursacht eine Schwäche des Qi´s, was wiederum zu weiteren Störungen im Schlafverhalten des Kindes führt.

Im *Ling shu*, Kapitel 71, wird gesagt: „Wenn Pathogene im menschlichen Körper als Gäste residieren, können sie zu Schlaflosigkeit führen… Es ist notwendig, Schwäche zu tonisieren und Überschuss zu sedieren, um eine Balance zwischen Mangel und Fülle herzustellen, die Kanäle wieder zu öffnen und die Pathogene auszuleiten".

Zeichen und Symptome

Das Kind kann ohne Schwierigkeiten einschlafen

- Unbehagen bei Bewegungen und stöhnt während des Schlafes
- erwacht schreiend und weint oder schreit weiter, wenn es hochgehoben wird
- macht einen Buckel, zieht die Füße zum Bauch und ballt die Fäuste
- schreit in periodischen Wutanfällen
- wässrige Diarrhoe oder weicher Stuhl ohne Geruch
- blasse Lippen, grau-blaue oder weiße Färbung des Gesichtes
- kalte Glieder
- Fingervene – blau, dick

Puls: tief (pp. mersi, *chenmai*), saitenförmig (pp. chordales, *xianmai*)
Zunge: blass, dick oder dünner weißer Belag – entsprechend der Menge an Feuchtigkeit

Therapiestrategien

- stoppe den Schmerz, beruhige den Geist (*shen*)
- zerstreue Kälte und Wärme im *mittleren jiao*
- reguliere die Bewegung des Qi´s im *mittleren jiao* und löse Stagnationen
- tonisiere die FK Milz (o. lienalis, *pi*) und den FK Magen (o. stomachi, *wei*)

Akupunktur

- He 7 (C 7, *shenmen*)
- Ren 12 (Rs 12, *zhongwan*)
- Ren 10 (Rs 10, *xiawan*)
- Ma 40 (S 40, *fenglong*)
- Ma 36 (S 36, *zusanli*)
- Ma 25 (S 25, *tianshu*)
- MP 4 (L 4, *gongsun*)
- MP 6 (L 6, *sunyinjiao*)
- Di 4 (IC 4, *hegu*)

Anmerkung: Kann mit Moxa oder Akupunktur behandelt werden

He 7 (C 7, *shenmen*) Tor des Geistes

Shu-Bach, *yuan*-Quellen und Erd-Punkt des FK Herz (o. cardialis, *xin*)

Der *yuan*-Quellen-Punkt des FK Herz, He 7 (C 7, *shenmen*) hat die Fähigkeit, das *shen* zu sichern und zu beruhigen. Laut der Fünf Elemente-Theorie gleicht die Erde, die in der Mitte der anderen 4 Elemente liegt, das Wasser und Feuer aus. Daher, als Erd-Punkt der Feuer-Yin-Leitbahn, verwurzelt He 7 das gestörte *shen* und stellt wieder Frieden im Geist (*shen*) her.

Ren 12 (Rs 12, *zhongwan*) – Mitte des Epigastriums
Vorderer-*mu*-Punkt der Magen-Leitbahn, Verbindungspunkt des Konzeptionsgefäßes mit dem Dünndarm, Dreifachen Erwärmers und des FK Magen

Ren 12 (Rs 12, *zhongwan*) ist ein Hauptpunkt um den FK Magen (o. stomachi, *wei*) zu regulieren. Er kann Fülle reduzieren und bei Mangel auffüllen. Ren 12 (Rs 12, *zhongwan*) kann verwendet werden, um Stagnationen im *mittleren jiao* zu zerstreuen und um Feuchtigkeit aufzulösen.

Anmerkung: Kann mit Moxa oder Akupunktur behandelt werden.

Ren 10 (Rs 10, *xiawan*) – Unteres Epigastrium
Verbindungspunkt des Konzeptionsgefäßes und des FK Milz (o. lienalis, *pi*)

Die Hauptfunktion von Ren 10 (Rs 10, *xiawan*) ist Nahrungsstagnation des *mittleren jiaos* zu beseitigen. Im *Sheng yu ge* wird gesagt: „Wenn der Magen kalt ist, ist Ren 10 (Rs 10, *xiawan*) sehr hilfreich". Daher ist Ren 10 (Rs 10, *xiawan*) ein Hauptpunkt für die Behandlung von Kälte-Stagnation im *mittleren jiao*, dies wird oft bei Kindern gesehen, welche große Mengen von kalten energetischen Nahrungsmitteln zu sich nehmen oder nach Gabe von Antibiotika.

Anmerkung: Dieser Punkt ist sehr hilfreich, wenn er gemoxt wird

Ma 40 (S 40, *fenglong*) – Üppige Fülle
Luo-Verbindungspunkt des FK Magen (o. stomachi, *wei*)

Ma 40 (S 40, *fenglong*) ist der Hauptpunkt um Schleim (pituita, *tan*) und Feuchtigkeit (humor, *shi*) aus dem Körper zu beseitigen. Als *luo*-Verbindungspunkt löst Ma 40 (S 40, *fenglong*) mittels der divergenten Magen-Leitbahn Schleim auf, welcher das Herz beunruhigt. Siehe oben stehenden Kommentar bei Verwendung dieses Punktes bei Kindern.

Ma 36 (S 36, *zusanli*) – Drei Meilen des Fußes
He-Meer und Erd-Punkt des FK Magen (o. stomachi, *wei*), Meer-Punkt von Wasser und Getreide

Als der *he*-Meer-Punkt hat er die Fähigkeit, das Magen-Qi zu regulieren und Stagnationen zu zerstreuen. Als Erd-Punkt und Punkt des „Meeres von Wasser und Getreide" ist Ma 36 (S 36, *zusanli*) ein Hauptpunkt um den Magen, wie auch den gesamten Körper, zu kräftigen und zu nähren. Des Weiteren kann er aufgrund seiner Funktion als Erdelement die Balance zwischen Feuer und Wasser aufrechterhalten. Ma 36 (S 36, *zusanli*), als Erd-Punkt der Erd-Leitbahn, verwurzelt das *shen*, bringt Stabilität und Ruhe und unterstützt den Schlaf.

Anmerkung: Wird akupunktiert oder mit Moxa verwendet

Ma 25 (S 25, *tianshu*) – Himmelsscharnier

Vorderer-*mu*-Punkt des FK Dickdarm (o. intestini crassi, *dachang*)

Als *mu*-Punkt des Dickdarms, reguliert Ma 25 (S 25, *tianshu*) den Darm, löst Stagnationen und wandelt Feuchtigkeit im *mittleren jiao* um, daher erleichtert er abdominale Schmerzen und beruhigt den Geist. Es wird von Ma 25 (S 25, *tianshu*) gesagt, dass er den *mittleren jiao* dominiert. Seine Position zwischen den oberen und unteren Abdomen, wird im *Suwen* als der Schnittpunkt zwischen himmlischen und irdischen Qi beschrieben. Diese Positionierung erklärt die Fähigkeit von Ma 25 (S 25, *tianshu*) zu tonisieren, genauso wie den *mittleren jiao*, den FK Milz und den FK Magen zu regulieren. Des Weiteren hat diese zentrale Positionierung einen zusätzlichen Effekt das Qi zu balancieren und zu zentrieren, die Psyche zu beruhigen und den Schlaf zu fördern.

Anmerkung: Wird akupunktiert oder mit Moxa verwendet

MP 4 (L 4, *gongsun*) – Großvater und Enkelsohn

Luo-Verbindungspunkt des FK Milz (o. lienalis, *pi*), Einschaltpunkt der Breiten Trossstraße (s. impedimentalis, *chongmai*)

MP 4 (L 4, *gongsun*) hat die Fähigkeit eine starke Bewegung von Qi und Blut (Xue) hervorzurufen, daher beseitigt er Stagnationen im *mittleren jiao* und leitet Feuchtigkeit (humor, *shi*) und Schleim (pituita, *tan*) aus und beruhigt den Geist (*shen*).

MP 4 + Pc 6 werden zusammen verwendet, um die Qi Bewegung im Abdomen zu harmonisieren, obwohl meiner Erfahrung nach bei Kleinkindern und Babys auch MP 4 (L 4, *gongsun*) normalerweise alleine ausreicht.

MP 6 (L 6, *sanyinjiao*) – Treffen der drei Yin
Verbindungspunkt der FK Milz, FK Leber und FK Niere

MP 6 (L 6, *sanyinjiao*) ist dank seiner breiten klinischen Anwendung einer der Hauptpunkte, um Schlaflosigkeit zu behandeln. Er tonisiert das Blut und Yin, tonisiert die Milz und beseitigt Feuchtigkeit. Er ist vor allem in Fällen von Mangel und Feuchtigkeit indiziert. Aufgrund seiner Lage auf der Erd-Leitbahn hat er außerdem eine Wirkung auf die Leber, die Nieren und die Milz und beruhigt den Geist (*shen*) und stärkt das Herz (Xue).

Ren 12 + MP 6 können verwendet werden, um die Milz und den Magen zu stärken und Stagnation im Abdomen zu zerstreuen und Feuchtigkeit aufzulösen. Beide sind hilfreich um den Geist (*shen*) zu beruhigen.

MP 9 + MP 6 können zusammen verwendet werden, um Feuchtigkeit und Schleim auszuleiten. MP 6 hat die Fähigkeit den Geist (*shen*) zu beruhigen.

Di 4 (IC 4, *hegu*) – Vereinte Täler
Yuan-Quellen-Punkt des FK Dickdarm (o. intestini crassi, *dachang*)

Als *yuan*-Quellen-Punkt des *yangming* ist Di 4 wertvoll um die Zirkulation von Qi und Blut anzukurbeln. Dies löst Stagnation und Schmerz im *mittleren jiao* auf. Daher beruhigt er den Geist (*shen*) und fördert den Schlaf.

Diätetische Empfehlungen

- bei der kindlichen Ernährung sollten physikalisch oder energetisch kaltes Essen, wie auch kalte Getränke (wie Milchprodukte, Bananen, Eiscreme, eiskalte Getränke) vermieden werden
- stillende Mütter sollten die gleichen Ratschläge befolgen
- falls das Kind Antibiotika erhalten sollte, ist es hilfreich, die Milz durch warme, trockene, die Milz stärkende Nahrungsmittel zu unterstützen

4.2.1.3 *Kraniale Stauchungen – Qi- und Blut-Stagnation im Kopf*

Ätiologie

Traumatische Entbindung, aufgrund von pathologischen Positionierungen des Kindskopfes

- Schädel-Becken Missverhältnis, Schulter Dystokie, etc.
- unterbrochene oder verspätete Entbindung, aufgrund der oben genannten Gründe
- mütterliche Erschöpfung oder Stagnation des Qi´s
- Interventionen während der Entbindung wie Saugglocke oder die Verwendung der Zange
- Kaiserschnitt
- Kopftraumata

Krankheitsentstehung

Während der Geburt wird der Kopf des Babys kräftig in den Geburtskanal gedrückt. Dies ermöglicht, dass das Qi vom Kopf zum Becken absteigt. Wenn dieser Prozess länger andauert, stagnieren Qi und Blut im Kopf. Das Gleiche passiert, wenn das Baby überhaupt nicht durch den Geburtskanal passt. Dies ist führt dann in der Regel zur Entbindung per Kaiserschnitt. Eine Stagnation von Qi und Blut, treten auch auf, wenn externe Kräfte am sensiblen Kopf des Neugeborenen angewendet werden. Dies ist bei der Verwendung der Zange und der Saugglocke der Fall.

Eine Stagnation von Qi und Blut im Kopf kann zu verschiedenen Pathologien in der Kindheit führen. Eine der häufigsten präsentiert sich mit Einschlafstörungen, welche die gesamte Kindheit andauern. Wie bei allen Fällen von Stagnation bringt Bewegung eine Erleichterung der Symptome, sodass ein pathognomonisches Zeichen einer Qi- und Blutstagnation im Kopf des Babys einen exzessiven Bewegungsdrang hervorruft, um einschlafen zu können.

Zeichen und Symptome

- Babys benötigen große, starke Bewegungen um einzuschlafen (wie Schaukeln oder Hüpfen auf dem Physio-Ball, etc.)
- sie klopfen den Kopf gegen das Kissen oder die Matratze, wenn sie versuchen einzuschlafen
- sie drücken ihren Kopf gegen das Kissen oder das Bett
- Hypersensibilität bei Berührung des Kopfes
- Kinder schreien, wenn ihnen eine Kappe aufgesetzt wird
- Tendenz zu Ohrinfektionen und Hörverminderung aufgrund von Flüssigkeitenansammlungen im Mittelohr (Otitis media mit Paukenerguss)
- Bettnässen, Schwierigkeiten beim Toiletten-Training – aufgrund einer relativen Schwäche des unteren *jiao*, Kopfschmerzen bei älteren Kindern

Therapiestrategien

- Qi- und Blutstagnation müssen aufgelöst werden
- die absteigende Bewegung von Qi und Blut fördern
- den Geist (*shen*) beruhigen

Akupunktur

Spezifische Punkte werden verwendet:

Ren 22, 3E16, Du 16, Bl 10

Ren 22 (*tiantu*) – Himmels-Vorsprung
Verbindungspunkt des *renmai* und *yinweimai,* Fenster der Himmelspunkte

Wie viele der Punkte des Konzeptionsgefäßes (s. respondens, *renmai*) unterstützt Ren 22 das Absinken des rebellierenden Qi im oberen *jiao* nach unten. Dies ermöglicht es dem klaren Yang nach oben in den Kopf zu steigen. Als der Verbindungspunkt mit dem *yinweimai (s. retiens yin*), das sich mit dem Herzen verbindet, hat Ren 22 eine starke Fähigkeit, den Geist (*shen*) zu beruhigen.

Anmerkung: Um Ren 22 bei Kindern zu nadeln, sollte der Nacken des Kindes überstreckt werden. Es sollte nur sehr oberflächlich und senkrecht genadelt werden. Wenn die Nadel zu tief gestochen wird, kann dies zur Verletzung des Thymus führen und ist daher verboten.

3E16 (T 16, *tianyou*) – Himmelsfenster
Punkt des Himmelsfensters

3E16 reguliert und balanciert Qi zwischen dem Kopf und dem Körper und wird verwendet um rebellierendes Qi nach unten zu bringen. Er ist ein sehr wirkungsvoller Punkt um Schleim und Hitze vom Kopf zu klären und klares Qi zum Kopf zu schicken. Diese Funktion, zusammen mit der Fähigkeit den Geist (*shen*) zu beruhigen, macht 3E16 zu einem wertvollen Punkt um kraniale Stauchungen zu behandeln.

Bl 10 (V 10, *tianzhu*) – Himmelspfeiler
Punkt des Himmelsfensters

In Kapitel 21 und 24 des *Ling shu* heißt es, dass Bl 10 bei rebellierendem Qi im Kopf, welches Müdigkeit, Kopfschmerzen und Schwere des Kopfes verursacht, indiziert ist. Die Lokation von Bl 10 an der Basis des Schädels gibt ihm die Fähigkeit, stagniertes Qi zu befreien und dieses nach unten zu regulieren. Als der Punkt des Himmelsfensters besänftigt er Wind und beruhigt den Geist (*shen*). Daher wird dieser Punkt in Fällen von kranialen Stauchungen, die Schlaflosigkeit verursachen, verwendet.

Du 16 (Rg 16, *fengfu*) – Palast des Windes
Punkt des Himmelsfensters, Verbindungspunkt des *dumai* und *yangweimai*, Meer des Marks, *Sun Si Miao*-Geister-Punkt (*gui*)

Aufgrund der Lokation von Du 16 an der Basis des Schädels, hat er die Fähigkeit, Wind zu eliminieren und das Gehirn zu nähren (als Meer des Marks). Er ist ein wichtiger Punkt für die Behandlung von Kopfschmerzen und um rebellierendes Qi und Wind nach unten zu leiten. Eine Abzweigung von Du 16 zum Herzen gibt ihm eine starke Fähigkeit den Geist (*shen*) zu beruhigen.

Le 3 (H 3, *taichong*) – Großer Ansturm
Shu-Bach-, *yuan*-Quellen- und Erd-Punkt des FK Leber (o. hepaticus, *gan*)

Der Erd-Punkt Le 3 ist ein essentieller Punkt um Leber-Yang und Leber-Wind zu verwurzeln. Als *yuan*-Quellen-Punkt hat er eine selbstregulierende Fähigkeit, sodass er verwendet werden kann, um Fülle zu reduzieren. Als *shu*-Bach-Punkt ist er sehr effektiv, das Leber-Qi zu verteilen und Stagnation zu befreien und kann so den Geist (*shen*) beruhigen und besänftigen.

Gb 20 (F 20, *fengchi*) – Windteich
Verbindungspunkt des FK Gallenblase und der Dreifachen Erwärmer-Leitbahn mit der Emporziehenden Yang-Leitbahn (s. ascendens yang, *yangqiaomai*)

Aufgrund seiner Lokation zwischen dem Kopf und dem Körper ist Gb 20 einer der wichtigsten Punkte um die Bewegung des Qi´s zwischen Kopf und Körper zu regulieren. Durch seine Verbindung mit dem *yangweimai* und *yangqiaomai* ist er einer der Hauptpunkte, um aufsteigenden Wind zu behandeln und das Yang zu besänftigen.

Le 3 + Gb 20 in Kombination dienen dazu, eine Abwärtsbewegung von stagnierendem Qi und Blut im Kopf herbeizuführen. Dies bringt klares Yang zum Kopf und beruhigt den Geist (*shen*).

Zusätzliche Behandlung: Craniosacrale Osteopathie ist ein wichtiges Werkzeug um Stagnationen von Qi und Blut im Kopf zu behandeln.

4.2.2 *Mangel (xu)-Muster*

Mangel des Qi im FK Milz (depletio qi lienalis, *piqixu*) und Mangel des Qi wie auch des Blutes (Xue)

Ätiologie

- Kinder mit schwacher Konstitution
- schwaches mütterliches Qi – Schwäche/Erschöpfung der Mutter während der Schwangerschaft, frühe Abbrüche, häufige Schwangerschaften, mütterliche Konstitution
- schwierige, protrahierte Geburt, Verwendung von Anästhesie oder Periduralanästhesie während der Entbindung (zerstreut Qi)
- Blutverlust aufgrund von Trauma
- Impfungen
- häufige Erkrankungen, chronische Erkrankungen, Anämien
- unangebrachte Ernährung
- Dauermedikation (wie Dauergebrauch von Kortikoiden, auch wenn diese inhaliert werden)
- wiederholter Gebrauch von Antibiotika

Krankheitsentstehung

Wenn das Milz-Qi schwach und die Transformations- und Transport-Kapazität niedrig ist, führt dies zur verminderten Fähigkeit, die Nahrung richtig zu verwerten und Qi und Blut zu produzieren. Als Folge kann das Kind an einem Herz-Blut-Mangel leiden, welches zur ungenügenden Verwurzelung des Geistes (*shen*) und zu Schlafstörungen führt. Um die Bewegung von Qi und Blut zum Herzen zu unterstützen, wachen diese Kinder viele Male auf, manchmal jede Stunde, schluchzen, essen ein wenig und schlafen schnell wieder ein. Die häufige Nahrungsaufnahme in der Nacht liefert ein wenig Qi. Zusätzlich ist es sehr wichtig zu realisieren, dass Kinder mit einer Milz-Qi- und Blutschwäche sich an der mütterlichen Energie nähren. Durch die wiederkehrenden, kurzen Wachphasen wird es dem Kind ermöglicht, etwas mütterliches Qi durch die Nähe der Mutter aufzunehmen. Dies erklärt, warum Kinder mit solchen häufigen Wachphasen nur an Milz-Qi- und Blut-Mangel, ohne einen Mangel von Herz-Blut leiden.

Zeichen und Symptome

- gelbliches, blasses Gesicht, blasse Lippen
- blaue Venen sichtbar im Shan gen
- wabbelige Haut – wenig Tonus
- hypotonische Gestalt
- trübes Starren
- dünne Lippen
- leicht irritiert, schreit schnell, weint
- bleibt nah bei der Mutter
- schläft schnell ein, wacht viele Male nachts auf (manchmal alle 30-60 min.), trinkt kleine Mengen an Milch und schläft schnell wieder ein. Ältere Kinder wachen häufig auf, um von der Mutter gedrückt zu werden
- schläft besser mit den Eltern
- exzessives Schlafen tagsüber
- wenig Appetit, heikel
- weicher Stuhl, manchmal fettig oder mit unverdauten Nahrungsresten
- langsames Wachstum, Entwicklungsstörungen
- möglicherweise exzessive Feuchtigkeit oder Schleim
- wiederholte Infekte, Husten und Infekte, meistens respiratorischer Natur

Bei manchen Kindern:

- manipulatives Benehmen
- viel Energie – hyperaktiv
- erschöpfte Eltern
- spätes Einschlafen

Zunge: blass, dick oder mit weißem Belag – variiert je nach Menge an Feuchtigkeit

Puls: schwach (pp. invalidi, *ruomai*), dünn, kann schlüpfrig (pp. lubrici, *huamai*) sein

Fingervene – dünn, bläulich oder nicht sichtbar

Therapiestrategien

- tonisiere Milz-Qi
- tonisiere Herz-Blut
- tonisiere Nieren
- beruhige den Geist (*shen*)

Akupunktur

- He 7 (C 7, *shenmen*)
- 3E4 (T 4, *yangchi*)
- MP 3 (L 3, *taibai*)
- MP 6 (L 6, *sanyinjiao*)
- Ma 36 (S 36, *zusanli*)
- Ren 12 (Rs 12, *zhongwan*)

- Bl 15 (V 15, *xinshu*)
- Bl 20 (V 20, *pishu*)
- Ni 3 (R 3, *taixi*)

He 7 (C 7, *shenmen*) Tor des Geistes Shu-Bach
Yuan-Quellen und Erd-Punkt des FK Herz (o. cardialis, *xin*)

Der *yuan*-Quellen-Punkt FK Herz (o. cardialis, *xin*) He 7 hat die einmalige Fähigkeit bei Mangel zu tonisieren und das *shen* zu sichern. Laut der Fünf Elemente-Theorie gleicht die Erde, welche in der Mitte von den anderen 4 Elemente liegt, das Wasser und Feuer aus. Dies ist der Grund, dass der Erd-Punkt, besonders der auf den Feuer- und Wasser-Yin-Leitbahnen, die Fähigkeit hat, die Psyche zu beruhigen. Daher, als Erd-Punkt der Feuer-Yin-Leitbahn, verwurzelt He 7 das gestörte *shen* und stellt wieder Frieden im Geist her.

3E4 (T 4, *yangchi*) yuan-Quellen-Punkt der Dreifachen Erwärmer-Leitbahn
In Kapitel 31 des *Nan jing* wird gesagt: „Der Dreifache Erwärmer ist die Allee von Essen und Trinken, der Anfang und das Ende des Qi´s". Der Dreifache Erwärmer hat einen wichtigen Effekt auf das Verdauungssystem von Milz und Magen und auf die Umwandlung und den Transport. Als *yuan*-Quellen-Punkt des Dreifachen Erwärmers hat 3E4 eine große Fähigkeit das Verdauungssystem zu stärken und das *yuanqi* zu Milz und Magen zu verteilen.

3E4 + Ma 42. Die Kombination von 3E4 mit dem *yuan*-Quellen-Punkt des Magens Ma 42 kann sehr effektiv sein und das Verdauungssystem, Milz und Magen tonisieren.

MP 3 (L 3, *taibai*) – Größtes Weiß
Shu-Bach, *yuan*-Quellen und Erd-Punkt des FK Milz (o. lienalis, *pi*)

Der *yuan*-Quellen-Punkt MP 3 (L 3, *taibai*)) ist ein wichtiger Punkt um die Milz zu stärken. Als Erd-Punkt hat MP 3 (L 3, *taibai*) einen zentrierenden, stabilisierenden Effekt auf das *shen*, welches sehr wertvoll für die Behandlung von Schlaflosigkeit und emotionalen Traumata ist. Der *shu*-Bach-Punkt ist er sehr effektiv, um das Qi zu verteilen, das Milz-Qi zu tonisieren und Feuchtigkeit zu beseitigen.

MP 2 + MP 3. Als Feuer-Punkt des FK Milz, tonisiert MP 2 aufgrund der Fünf Elemente-Theorie die Milz, „die Mutter tonisiert das Kind". Daher ist die gemeinsame Verwendung von MP 2 und dem *yuan*-Quellen-Punkt MP 3 (L 3, *taibai*) eine potente Kombination, um die Milz wieder herzustellen. Dies lindert Schlaflosigkeit aufgrund von Milz-Qi-Mangel.

MP 6 (L 6, *sanyinjiao*) – Treffen der drei Yin

Verbindungspunkt von FK Milz, FK Leber und FK Niere

MP 6 (L 6, *sanyinjiao*) ist einer der Hauptpunkte um die Milz zu tonisieren und Qi und Blut wieder herzustellen. Laut dem *Hilfreiche Fragen der Medizin*: „Wenn du wünschst, eine Kommunikation zwischen Herz und Nieren herzustellen, dann ist es notwendig, die Milz-Erde als Vermittler zu verwenden". Daher hilft MP 6 (L 6, *sanyinjiao*) die Gedanken zu sammeln und die Psyche zu beruhigen. Dies indiziert ihn für die Behandlung von Schlaflosigkeit und Unruhe bei Nacht.

He 7 + MP 6 stärken das Herz und die Milz, während sie das Blut kräftigen und den Geist beruhigen. Diese klassische Kombination verbindet die Beruhigung des Geistes (*shen*) durch He 7 (C 7, *shenmen*) und berücksichtigt die meisten Aspekte der Mängel, welche zu Schlafproblemen führen können.

Ma 36 (S 36, *zusanli*) – Drei Meilen des Fußes

He-Meer und Erd-Punkt des FK Magen (o. stomachi, *wei*), Meer-Punkt von Wasser und Getreide

Als Erd-Punkt und Punkt des „Meeres von Wasser und Getreide" ist Ma 36 ein Hauptpunkt um den Magen sowie den gesamten Körper zu kräftigen und zu nähren. Des Weiteren kann er aufgrund seiner Funktion als Erdelement die Balance zwischen Feuer und Wasser aufrechterhalten. Als Erd-

Punkt der Erd-Leitbahn, verwurzelt er den Geist (*shen*), bringt Stabilität, Ruhe und unterstützt den Schlaf.

Anmerkung: Wird akupunktiert oder mit Moxa verwendet

Ren 12 (Rs 12*, zhongwan*) – Mitte des Epigastriums
Vorderer-*mu*-Punkt des FK Magen (o. stomachi, *wei*), Verbindungspunkt des Konzeptionsgefäßes mit dem Dünndarm, Dreifachen Erwärmers und des FK Magen (o. stomachi, *wei*)

Ren 12 ist ein Hauptpunkt um den Magen zu regulieren. Er kann Fülle reduzieren und bei Mangel auffüllen.

Anmerkung: Kann mit Moxa oder Akupunktur behandelt werden

Ren 12 + MP 6 können verwendet werden, um FK Milz und FK Magen zu tonisieren, Stagnation im Abdomen zu zerstreuen und Feuchtigkeit zu beseitigen. Beide sind sehr wertvoll um den Geist (*shen*) zu beruhigen.

Ren 10 + Ren 12 + Ren 13. Wie ihre Namen schon anzeigen, werden diese Punkte traditionellerweise so betrachtet, dass sie verschiedene Teile des Magens betreffen: Ren 10 (Rs 10, *xiawan*) betrifft den unteren Teil, Ren 12 (Rs 12, *zhongwan*) den mittleren und Ren 13 (Rs 13, *shangwan*) den oberen Teil des Magens. In Kombination haben diese drei Punkte einen sehr kräftigenden, tonisierenden Effekt auf Milz und Magen.

Bl 15 (V 15*, xinshu*) – Herz-shu-Zustimmungspunkt des Herzens
Der Rücken-*shu*-Punkt nährt Bl 15 (V 15, *xinshu*) das Herzblut, pflegt das Yin, beruhigt den Geist und hilft beim Einschlafen. Außerdem hat er einen stark regulierenden Einfluss auf das Herz.

Bl 20 (V 20*, pishu*) – Milz-Shu-Zustimmungspunkt der Milz
Der *shu*-Punkt Bl 20 (V 20, *pishu*) ein wichtiger Punkt um die Milz zu stärken und Feuchtigkeit und Schleim auszuleiten.

Ni 3 (R 3*, taixi*) – Großer Wildbach
Shu-Bach, *yuan*-Quellen und Erd-Punkt des FK Niere (o. renalis, *shen*)

Der *yuan*-Quellen-Punkt, Ni 3 (R 3, *taixi*), ist ein wichtiger Punkt, um die Nieren zu tonisieren und das Yin zu nähren. Laut der Fünf Elemente-Theorie gleicht die Erde, die in der Mitte der anderen 4 Elementen liegt, Wasser und Feuer aus. Daher kann Ni 3 (R 3, *taixi*), als Erd-Punkt der Wasser-Yin-Leitbahn, den unruhigen Geist (*shen*) wieder verwurzeln und den Schlaf wieder herstellen.

He 7 + Ni 3. Die *yuan*-Quellen-Punkte des Herzens und der Nieren, He 7 (C 7, *shenmen*) und Ni 3 (R 3, *taixi*), gleichen das Feuer und Wasser aus und beruhigen den Geist (*shen*) und fördern den Schlaf.

4.2.3 Andere emotionale Faktoren

Die meisten Emotionen, die Schlaflosigkeit bei Kindern hervorrufen, sind:

- Schock und Angst
- Ängstlichkeit oder Sorge
- Wut und Frustration

Ätiologie

Extrem erschreckende oder traumatische Ereignisse im Leben, während der Geburt oder im Uterus, stören den Geist (*shen*) und können Agitiertheit verursachen, sodass das Kind durch Albträume terrorisiert wird und aufwacht. Es ist wichtig zu realisieren, dass diese Erfahrungen nicht unbedingt vom Kind selbst erlebt werden müssen, sondern z. B. auch einfach im Fernsehen gesehen wurden.

Impfungen sind ein anderer Aspekt von Kälte, die in den Körper gelangt ist. Diese kalte Energie kann sich selbst in Angst, ängstlichen Träumen und gestörtem Schlaf des Kindes zeigen. Weiterhin können Impfungen Wind (*gui*) im Körper erzeugen, was zur Agitiertheit, Unruhe und Schlaflosigkeit führt.

Änderungen des Lebenswandels, wie die erste Trennung von der Mutter, der Beginn einer neuen Schule oder eines Kindergartens, genauso wie der Wechsel des Zuhause oder des Schlafzimmers, Geburt eines Geschwisterchens oder die Scheidung der Eltern, können alle das Erdelement des Kindes schwächen. Laut der Fünf Elemente-Theorie ist die Erde zwischen Feuer und Wasser platziert und gleicht Feuer und Wasser aus. Dies verwurzelt den Geist (*shen*) und bringt Stabilität und Ruhe. Wenn die Erde geschwächt wird, verlieren die Kinder ihr Gleichgewicht – ihre Mitte. Die exzessive Sorge und Angst, wie es das Kind in solchen Situationen erlebt, verletzt die Milz. Dies resultiert in einem Mangel des Herz-Blutes, sodass der Geist (*shen*) seine Wurzel verliert. Bei manchen Kindern, meistens bei Fülle (*shi*), können diese Empfindungen zu Herz-Feuer und Agitiertheit des *shen* führen – was in Schlaflosigkeit resultiert. Rivalitäten unter Geschwistern, eine hektische Umgebung zu Hause oder in der Schule, Gruppenzwang oder andere Gründe, die zur Frustration oder Ärger bei einem Kind führen, können eine Stagnation des Leber-Qi´s, inneren Wind oder Leber-Feuer bewirken, welches in Schlaflosigkeit resultiert und die Ätherseele (*hun*) involviert ist.

Zeichen und Symptome

Angst und Schock

- das Kind erwacht oft verängstigt und schreiend und ist schwierig zu trösten
- das Kind hat Angst selbständig zu Bett zu gehen, Angst alleine zu sein
- ein blauer Schatten um oder zwischen den Augen (*shan gen*)
- die Lippen und das Gesicht sind blass, weiß oder bläulich

innerer Wind

- seltsame Träume, das Kind redet von Monstern und Dämonen, reden während des Schlafs, Nachtangst, Schlafwandeln
- ein ruheloser Blick ersetzt den Funken des *shens* in den Augen

Leber-Feuer agitiert das hun/Herz-Feuer

- Reizbarkeit, Wutausbrüche
- ruheloser Schlaf, Zähneknirschen, Reden im Schlaf, Albträume
- Nachtangst und Schlafwandeln
- systemische Zeichen von Hitze

Schwäche des Erdelementes

- kann schnell einschlafen, wacht nachts oft auf, trinkt kleine Mengen an Milch und schläft schnell wieder ein. Ältere Kinder wachen oft auf, um von der Mutter gedrückt zu werden.
- das Kind schläft besser bei den Eltern. Das Kind hängt an der Mutter, starke Angst vor Fremden, Schwierigkeiten sich morgens im Kindergarten von den Eltern zu trennen
- kann manipulatives Verhalten an den Tag legen, neigt dazu elterliche Aufmerksamkeit zu erlangen
- systemische Zeichen einer Milz-Qi-Mangel
- der Puls hängt von der Ätiologie ab

Therapiestrategien

- beruhige den Geist (*shen*), verwurzle die Ätherseele (*hun*)
- reguliere die Bewegung des Qi´s, harmonisiere die Leber
- zerstreue inneren Wind
- tonisiere die Erde

Akupunktur

- He 7 (C 7, *shenmen*)
- Pc 7 (*daling*)

- Pc 6 (*neiguan*)
- Le 3 (H 3, *taichong*)
- Le 5 (H 5, *ligou*)
- MP 6 (L 6, *sanyinjiao*)
- MP 3 (L 3, *taibai*)

He 7 (C 7, *shenmen*) – Tor des Geistes
Shu-Bach, *yuan*-Quelle und Erd-Punkt des FK Herz (o. cardialis, *xin*)

Der *yuan*-Quellen-Punkt des FK Herz (o. cardialis, *xin*) He 7, hat die einmalige Fähigkeit bei Mangel zu tonisieren und den Geist (*shen*) zu sichern. Laut der Fünf Elemente-Theorie gleicht die Erde, die in der Mitte der anderen 4 Elemente liegt, das Wasser und Feuer aus. Dies ist der Grund, dass der Erd-Punkt, besonders der auf den Feuer- und Wasser-Yin-Leitbahnen, die Fähigkeit hat, die Psyche zu beruhigen. Daher verwurzelt He 7 als Erd-Punkt der Feuer-Yin-Leitbahn das gestörte *shen* und stellt wieder Frieden im Geist (*shen*) her.

Aus diesem Grund wird He 7 bei Schlaflosigkeit nach Traumata verwendet, wenn das *shen* nicht im Herzen residieren kann.

He 7 + Ni 3 balancieren Feuer und Wasser und nutzen den *yuan*-Quellen-Punkt des Herzens und der Nieren. Deshalb können sie bei vielen Fällen von Schlafproblemen verwendet werden. Sie beruhigen den Geist und fördern den Schlaf.

Pc 7 (*daling*) – Großer Flügel
Shu-Bach-Punkt, *yuan*-Quellen- und Erd-Punkt der Perikard-Leitbahn (c. pericardialis, *xinbaojing*)

Wie die meisten Punkte der Perikard-Leitbahn (c. pericardialis, *xinbaojing*) hat Pc 7 einen wichtigen Einfluss auf das Herz und den Geist (*shen*). Als der Erd-Punkt der Feuer-Leitbahn kann Pc 7 aufgrund des *sheng*-Zyklus Feuer reduzieren. Wie bereits oben erläutert, kann Pc 7 als Erd-Punkt der

Yin-Feuer-Leitbahn das *shen* verwurzeln und den Geist wieder zur Ruhe kommen lassen. Die Rolle des Perikardiums als Herz-Schützer hat mit Beziehungen zu tun. Daher kann Pc 7 als *yuan*-Quellen-Punkt bei Schlaflosigkeit bei Kleinkindern helfen, die aus Trennungen resultieren wie z. B. der Mutter, wenn der Kindergarten begonnen wird. Er ist auch wichtig, um Hitze zu behandeln, welche in die Blutebene vordringt und Agitiertheit des Geistes (*shen*) verursacht.

Da das Perikard und die Leber sich dieselbe Schicht *jueyin* teilen, ist er besonders effektiv, wenn die Wurzel des Herzes im *jueyin* und der Leber residiert.

Pc 6 (*neiguan*) – Inneres Tor

Verbindungspunkt der Perikard-Leitbahn (c. pericardialis, *xinbaojing*) und des Schlüsselpunktes der *yinwei*-Leitbahn Pc 6 (*neiguan*) verbindet das Herz, sodass er verwendet wird, um dessen Funktionen zu regulieren und den Geist zu beruhigen. Als der Schlüsselpunkt der *yinwei*-Leitbahn hilft Pc 6 (*neiguan*) das Yin zu verwurzeln. Dies unterstützt die wichtige Bewegung vom Yang zu Yin, die das Schlafen erlaubt. Der *luo*-Verbindungspunkt der *jueyin*-Leitbahn verbindet sich mit der Leber-Leitbahn. Pc 6 (*neiguan*) hat die Fähigkeit, emotionale Stagnationen zu zerstreuen, welche mit Trennungen von Verbindungen einhergehen, genauso wie Ärger und Frustration.

Le 3 (H 3, *taichong*) – Großer Ansturm

Shu-Bach-, *yuan*-Quellen- und Erd-Punkt des FK Leber (o. hepaticus, *gan*)

Der Erd-Punkt Le 3 (H 3, *taichong*) ist ein essentieller Punkt, um das Leber-Yang und Leber-Wind zu verwurzeln. Als *yuan*-Quellen-Punkt hat er eine selbstregulierende Fähigkeit, sodass er verwendet werden kann, um Fülle zu reduzieren. Als *Shu*-Bach-Punkt ist er sehr effektiv das Leber-Qi zu verteilen und Stagnation zu befreien. Daher kann er den Geist (*shen*) beruhigen und besänftigen.

Le 3 + Di 4 - *Die Vier Tore.* Als *yuan*-Quellen-Punkte teilen sich beide die Energie des Dreifachen Erwärmers (*yuanqi*). Dies ermöglicht ihnen das Qi und Blut zu verteilen, Stagnationen im Körper aufzulösen und den Geist (*shen*) zu beruhigen.

Le 5 (H 5, *ligou*) – Holzwurmkanal
Luo-Vebindungspunkt des FK Leber (o. hepaticus, *gan*)

Der *luo*-Verbindungspunkt des FK Leber, Le 5, hat die Fähigkeit Qi zu verteilen und Stagnationen aufzulösen und daher emotionale Störungen zu behandeln. Daher ist Le 5 ideal bei Depressionen, Anspannung und Angst, welche Schlaflosigkeit herbeiführen.

Le 5 + Pc 6. Die gemeinsame Verwendung dieser beiden *luo*-Verbindungspunkte des *jueyin* resultiert in einer sehr starken Kombination um das Qi zu verteilen, Stagnation zu zerstreuen und Emotionen wie Anspannung, Frustration, Wut und Angst zu behandeln. Daher wird diese Kombination verwendet, um das *shen* und *hun* zu beruhigen und den gestörten Schlaf des Kindes zu verbessern.

MP 6 (L 6, *sanyinjiao*) – Treffen der drei Yin
Verbindungspunkt von FK Milz, FK Leber und FK Niere

MP 6 (L 6, *sanyinjiao*) ist einer der Hauptpunkte um die Milz zu tonisieren und Qi und Blut wieder herzustellen. Daher hilft MP 6 (L 6, *sanyinjiao*) die Gedanken zu sammeln und die Psyche zu beruhigen. Dies macht ihn sehr wichtig für die Behandlung von Schlaflosigkeit und Ruhelosigkeit während der Nacht.

He 7 + MP 6 stärken das Herz und die Milz, während sie das Blut kräftigen und den Geist (*shen*) beruhigen. Diese klassische Kombination verbindet die Beruhigung des Geistes (*shen*) durch He 7 und berücksichtigt die meisten Aspekte der Mängel, die zu Schlafproblemen führen können.

MP 3 (L 3, *taibai*) – Größtes Weiß
Shu-Bach, *yuan*-Quellen und Erd-Punkt des FK Milz (o. lienalis, *pi*)

Als *yuan*-Quellen-Punkt ist MP 3 der erste und führende Punkt, um die Milz zu stärken. Laut dem *Hilfreiche Fragen der Medizin* „Wenn du eine Kommunikation zwischen dem Herzen und den Nieren herstellen möchtest, ist es notwendig die Milz-Erde als Vermittler zu wählen". Als Erd-Punkt hat MP 3 einen zentrierenden, stabilisierenden Effekt auf den Geist. Er stellt die Balance und das Gleichgewicht des Erdelementes wieder her. Dies macht ihn zu einem starken Punkt um traumatische Ereignisse zu überwinden.

He 7 + MP 3. Der *yuan*-Quellen-Punkt und der Erd-Punkt. Wenn diese beiden Punkte zusammen verwendet werden, sind sie extrem wichtig, um Stabilität und Gleichgewicht wiederherzustellen.

Sie beruhigen den Geist (*shen*) und bringen das Gleichgewicht des Kindes zurück, welches aufgrund der „schwachen Erde" oder dem „inneren Wind" an Schlaflosigkeit leidet.

4.2.4 Bachblüten-Mischungen

Einer der effektivsten Behandlungsmethoden bei diesen Störungen ist der Gebrauch von Bachblüten. Es kann hilfreich sein, ein paar wenige Tropfen einer ausgewählten Mischung in Wasser zu geben, in ein Pumpspray zu füllen und damit den Raum des Kindes vor dem zu Bett gehen oder während des Schlafes zu besprühen. Falls Sie sich nicht mit Bachblütenmischungen auskennen, empfehle ich Ihnen, Ihr Kind zu einem Bachblütenspezialisten zu bringen. Folgende Bachblüten-Mischungen sind für Schlafstörungen empfehlenswert:

- **Rock Rose** – gegen Albträume, Nachtangst. Rock Rose wird bei Kindern empfohlen, welche eine beängstigende, schreckliche Erfahrung gemacht haben oder bei Kindern, die an Albträumen und Nachtangst leiden

- **Mimulus** – bei bestimmten Ängsten, wie die Angst vor Tieren oder Monstern, welche die Träume des Kindes stören

- **Aspen** – bei Angst und Ängstlichkeit ohne erkennbaren Grund. Gegen Nachtangst und Albträume

- **White Chestnut** – bei anhaltenden, ungewollten Gedanken und Albträumen bewahren den Schlaf. Besonders hilfreich, wenn das

Kind eine beängstigende Erfahrung durchlaufen hat, welche zur Schlaflosigkeit führt

- **Holly** – bei Eifersucht auf Geschwister, bei Neid oder Wut. Holly kann die Eifersucht auf ein neues Geschwisterchen erleichtern

- **Honeysuckle** – befähigt das Kind alte Gewohnheiten, Gedanken und Konzeptionen loszulassen. Honeysuckle wird vor allem bei Kindern verwendet, die eine Trennung ihrer Eltern erlebt haben. Für Kinder, um traumatische Erinnerungen und Erfahrungen loszulassen

- **Chicory** – bei manipulativem Benehmen, um elterliche Aufmerksamkeit zu erhalten. Wenn Kinder versuchen die Zeit vor dem zu Bett gehen auszudehnen oder zu manipulieren, sodass sie bei den Eltern schlafen können

- **Walnut** – hilft bei äußerlichen Einflüssen, hilft Kindern bei Übergängen wie der Beginn des Kindergartens, Umzug in ein neues Zuhause, etc. Die Walnut ist sehr hilfreich bei Unsicherheit und Angst vor Ablehnung und um alte Gewohnheiten zu brechen

- **Rescue Remedy** – allgemein beruhigender Effekt

4.2.5 Verhaltensweisen, Lebensgewohnheiten

Überstimulierung

Dies wird bei Kindern beobachtet, die übermäßig vielen Stimulierungen ausgesetzt sind. Hier einige Beispiele:

- exzessives Fernsehen

- exzessives Computerspielen

- Wohnen in sehr lauten Umgebungen oder

- Schwierigkeiten haben, die Stimulierung der Sinne auszuschalten

Mit der Zeit kann diese Überstimulierung das Milz-Qi, Leber-Qi und Blut schwächen und die Schlaflosigkeit verschlechtern.

Behandlung

- Einschränkung der Fernseh- und Computergewohnheiten

- **Tuina Massage**:

  Himmelspforte (tianmen) – beruhigt den Wind und klärt Hitze und Schleim vom oberen *jiao*: Aufwärtsbewegung von M-HN-3 (*yintang*) zu Du 24

  Herzpforte (xinmen) – bringt Fülle vom oberen *jiao* nach unten und beruhigt den Geist (*shen*): Aufwärtsbewegung von Du 24 zur vorderen Fontanelle

- Massage von Ni 1 (R 1, *yongquan*). Sprudelnde Quelle, *jing*-Brunnen und Holz-Punkt des FK Niere. Er speichert das Gleichgewicht von Yin and Yang, dies beruhigt den Geist (*shen*). Er reduziert Fülle von Herz und Nieren. Dadurch kann er Agitiertheit, Angst und Furcht klären und das Qi zurück zu seinem Ursprung bringen. Wenn dieser Punkt vor dem zu Bett gehen massiert wird, kann der agitierte Geist beruhigt werden und das Kind leichter einschlafen.

Unpassende Schlafgewohnheiten

Per Definition leiden diese Kinder nicht an irgendeiner Schwäche oder einem Ungleichgewicht, welche in diesem Kapitel genannt wurden, sondern haben sich Gewohnheiten des Aufwachens angeeignet, um elterliche Aufmerksamkeit, wie beispielsweise zu den Eltern ins Bett zu gehen, zu erhalten. Die beste Behandlung wäre hier, die Eltern zu unterstützen, professionelle Hilfe zu bekommen.

Dieser Prozess kann durch die Behandlung mit folgenden **Bachblüten** unterstützt werden:

- **Walnut** – hilft bei Veränderungen und hilft dem Kind bei der Annahme von Änderungen

- **Chicory** – bei manipulativem Verhalten, um elterliche Aufmerksamkeit zu erhalten wie das Rauszögern, sich von den Eltern zu trennen, wenn Bettgehzeit ist oder das Schlafen bei den Eltern

- **Honeysuckle** – hilft dem Kind alte Gewohnheiten, Gedanken und Vorstellungen loszulassen und sich neuen Dingen zu widmen

4.2.6 *Nützliche Hinweise für einen besseren Schlaf bei Kindern*

- Massieren des Punktes Ni 1 (*yongquan*) vor dem zu Bett gehen. Das Massieren ist sehr hilfreich um die agitierte Psyche zu beruhigen und dem Kind das Einschlafen zu erleichtern

- Behandlung mit Tuina:

  tianmen – beruhigt den Wind und klärt Hitze und Schleim des oberen *jiao*. Aufwärtsbewegung von M-HN-3 (*yintang*) nach Du 24

  xinmen – bewegt Fülle vom oberen *jiao* nach unten und beruhigt den Geist (*shen*). Aufwärtsbewegung von Du 24 zur vorderen Fontanelle

  shouyinyang – zerstreut Nahrungsstagnation, erhält das Gleichgewicht von Yin und Yang. Bewegt sich entlang der Falte des Handgelenkes, von der Mitte zu beiden Seiten (ulnar und radial)

  bagua – reguliert die Bewegung von Qi und Blut. Bewegt sich entlang eines Kreises in der Handfläche, beginnt bei Pc 8 zur ulnaren, zur Elle gehörigen Seite der Handfläche

- Körpermassage mit warmen, süßen Mandel- oder Sesamöl und mit Zusätzen von Ölen wie:

  Roman chamomile (gegen Furcht, Angst, Schlaflosigkeit und Reizbarkeit)

  Mandarin (gegen Furcht, Angst, Schlaflosigkeit)

  Lavendel (hat einen beruhigenden Effekt)

- Platzieren eines Pflasters mit Vaccaria Samen (*wang bu lui xing*) auf M-HN-3 (*yintang*) vor dem Schlafen gehen

- Nachtlicht – ist sehr hilfreich bei Kindern mit Furcht oder innerer Hitze

Anmerkung

Auch wenn die unten genannten Punkte nicht als Schlaflosigkeit definiert werden, ist es wichtig sich zu erinnern, dass Schlafstörungen auch andere Faktoren als Ursache haben können:

- Rhinorrhoe, verstopfte Nase
- Husten und Atemnot
- Ohrenschmerzen
- Schlaf-Apnoe, aufgrund von vergrößerten Tonsillen oder Polypen
- der Gebrauch von Kortikoiden

Wenn diese Probleme behoben sind, werden die meisten Kinder wieder zu ihren normalen Schlafgewohnheiten zurückfinden.

5 Kasuistiken

5.1 Kasuistik Nr. 1 (von Stefan Englert)

Beschwerdebild: Frühmorgendliches Erwachen

50 jährige Patientin mit Schlafproblemen und insbesondere frühmorgendlichem Erwachen.

Typus: übergewichtige Patientin, teigige Haut, nach außen ruhig und behäbig, jedoch innerlich eher nervös und unsicher.

Vorgeschichte

Seit Jahren Schlafstörungen und unruhiger Schlaf. Vorzeitiges Klimakterium im 42. Lebensjahr mit unregelmäßig werdender Regelblutung. Ab dem 43. Lebensjahr keine Mens mehr.

Vorbehandlung

Bisherige Medikation: Keine Schlaftabletten oder Tranquilizer. Seit 3 Jahren erhält sie vom Gynäkologen Livilelle (Topinol). Dadurch wurde der Schlaf besser. Jedoch vor 2 Wochen wurde von ihr die Medikation eigenständig abgesetzt. Daraufhin kamen jetzt, sowohl tagsüber als auch nachts, die Hitzewallungen und Schweiße wieder, die unter der Medikation gelindert waren.

Zeichen und Symptome zu Behandlungsbeginn

Sie wacht frühmorgendlich gegen 4:30-5:00 Uhr auf. Beschreibung der Patientin ihrer Beschwerden: Hitzegefühl, Schweißausbrüche und ein Unruhegefühl im Körper (zeigt auf Brustkorb).

Weitere Symptome

Trockene Haut, starke LWS- und leichtere HWS-Probleme. Seit ca. 8 Jahren massive Hitzewallungen. Schweißausbrüche am Tage, besonders nachmittags, aber auch nachts. Jetzt aktuell auch Verstimmungszustände. Auslöser dazu war der Tod der Eltern, die beide vor kurzem verstorben sind: vor 1 Jahr verstarb die Mutter an Lungenkrebs – diese hatte sie selbst noch gepflegt – und vor 2 Jahren verstarb ihr Vater an einem Herzinfarkt. Sie leidet zudem an familiären Spannungen. Nach dem Tod ihrer Eltern haben die beiden Brüder den elterlichen Betrieb übernommen und stehen im Konflikt zueinander. Sie arbeitet dort in der Buchhaltung und steht zwischen den Brüdern.

Befunde

Zunge: Zungenkörper blass-livide, Ränder leicht gerötet, in der Mitte gedunsen. Zungenbelag: leicht vermehrt, weißlich

Puls: schlüpfrig (pp. lubrici, *huamai*), eher kraftlos (pp. depleti, *xumai*), 1. und 3 Position deutlich abgeschwächt

Diagnose

Hier handelt es sich in erster Linie um eine energetische Schwäche der Nieren-Energie. Dies wird sichtbar durch das vorzeitige Ausfallen der Menstruation und die weiteren darauf hindeutenden Symptome (LWS, Miktion,...). Zusätzlich schwache Nieren-Pulse.

Es liegt aber nicht nur ein Mangel vor, sondern auch Fülle-Aspekte spielen ebenfalls eine große Rolle: Zum einen fließen Qi und Blut nicht frei; jede Form von Stagnation kann sehr leicht zu Hitze-Symptomen führen. Zum anderen liegt eine deutliche Nässe-Belastung vor, sichtbar am Zungenkörper und -belag und erkennbar an den schlüpfrigen Pulsen. Aber auch der Gesamthabitus weist bereits prima vista auf eine konstitutionelle Nässe-Problematik hin.

Insofern könnte man dies auch als eine Disharmonie von FK Leber (o. hepaticus, *gan*) und Milz (o. lienalis, *pi*) interpretieren. Die Leber regiert den freien Fluss der Energie und die Milz ist für die Nässe-Transformation verantwortlich.

Zusammenfassung der Diagnose

- Nierenschwäche (depletio o. renalis, *shen*)
- Leber-Qi-Stagnation – beginnende Blut-Stase
- Nässe- (+Schleim-) Ansammlung (humor, *shi* und pituita, *tan*)

Therapiestrategien

- Nieren-Energie auffüllen
- Qi und Blut regulieren und
- Nässe ausleiten

Beginn mit Akupunktur

Ni 6 (R 6, *zhaohai*), He 6 (C 6, *yinxi*)

Ma 36 (S 36, *zusanli*), MP 6 (L 6, *sanyinjiao*), Di 11 (IC 11, *quichi*), Du 20 (Rg 20, *bahui*), Ren 4 (Rs 4, *guanyuan*)

Verlauf

Nach 2 Sitzungen:

Hitzewallungen und Unruhe und Schweiße unverändert.

Schlaf, Grübeleien und psychisches Befinden leicht gebessert

Daher ab der 3. Sitzung zusätzlich:

Arzneimitteltherapie

Basisrezeptur 1

Pulver der heiteren Ungebundenheit mit Moutan und Gardenia (*Danzhi xiaoyao san*)

Mit individueller Dosisanpassung:

Bupleuri radix (*chaihu*)	5 g
Paeoniae lactiflorae radix (*baishaoyao*)	6 g
Angelicae sinensis radix (*danggui*)	6 g
Atractylodis macrocephalae rhizoma (*baizhu*)	8 g
Poria alba (*fuling*)	6 g
Gardeniae fructus (*zhizi*)	6 g
Moutan cortex radicis (*mudanpi*)	6 g
Glycyrrhizae radix (*gancao*)	3 g

7 Päckchen als Dekokt zubereitet [1]

Kommentar der Arzneimittelrezeptur

Diese klassische Rezeptur erlaubt vielfältige Einsatzmöglichkeiten, wie z. B. bei verschiedenen gynäkologischen Krankheitsbildern. Sie behandelt sehr effektiv und sanft eine Disharmonie von FK Leber (o. hepaticus, *gan*) und FK Milz (o. lienalis, *pi*). In der erweiterten Form des *Jia wei xiao yao san,* durch Hinzugabe von Moutan cortex (*mudanpi*) und Gardeniae fructus (*zhizi*), adressiert sie auch noch Hitze in den FK Leber (o. hepaticus, *gan*) und FK Herz (o. cardialis, *xin*). Somit werden Unruhe und Schlafstörungen wie auch Hitzewallungen direkt angesprochen.

Natürlich fehlt in dieser Verordnung der Nieren stärkende Aspekt. Dies geschieht zunächst bewusst gemäß der Überlegung: zuerst die Pathogene eliminieren, dann die Mängel tonisieren. Somit ist die Auffüllung der Nieren-Energie für eine spätere Behandlungsphase vorgesehen.

Die Verschreibung wurde für zwei Wochen als Dekokt verabreicht und nach Kontrolle weitere zwei Wochen verlängert. Nun bereits deutliche Besserung des Schlafes. Nächtliche Schweiße und Hitzewallungen ebenfalls deutlich reduziert. Besseres psychisches Befinden. Der Rezeptur wird nun noch Rehmanniae radix praeparata (*shudihuang*) zugefügt. Diese Rezeptur wird auch das „Schwarze Pulver der heiteren Ungebundenheit" genannt und ermöglicht damit eine noch stärkere tonisierende und nährende Wirkung auf die Nieren-Energie. Da die Zunge nun bereits weniger Nässe-Anzeichen bietet, können wir davon ausgehen, dass die Patientin diese schwerere Arzneidroge besser vertragen wird, als zu Beginn der Therapie. Nach weiteren 14 Tagen Einnahme berichtete sie von einer nochmaligen Besserung. Nach einer weiteren Folgerezeptierung wird die Behandlung für die Patientin erfolgreich abgeschlossen.

5.2 Kasuistik Nr. 2 (von Stefan Englert)

Beschwerdebild: Durchschlafprobleme und geistiger Leistungsknick

79 jähriger Patient mit ausgeprägten Durchschlafproblemen und geistigem Leistungsknick.

Typus: schlanker Patient, „trockener" Typus, welker Teint, wirkt innerlich rastlos und unruhig.

Vorgeschichte

Seit vielen Jahren bereits Schlafstörungen. In letzter Zeit auch verminderte mentale Leistungsfähigkeit mit geschwächter Konzentration und Vergesslichkeit.

Vorbehandlung

Bisherige Medikation: Schlaftabletten bei Bedarf, z. T. auch Benzodiazepine, die bei ihm aber zu einer unangenehmen Tagesmüdigkeit führen, weshalb der Patient diese nicht mehr einnehmen möchte.

Zeichen und Symptome zu Behandlungsbeginn

Er wacht kurz nach Mitternacht wieder auf und liegt dann oft mehrere Stunden schlaflos im Bett und wälzt sich herum. Dabei oft heiße Füße. Seit Jahren trockene Haut, rezidivierende LWS-Probleme und gelegentliche Nachtschweiße.

Befunde

Zunge: Zungenkörper rissig, leicht blass-livide Zungenbelag stark vermindert bis fehlend

Puls: fein (pp. minuti, *ximai*), gespannt, leicht beschleunigt (pp. celeri, *shumai*), 3. Pos. abgeschwächt (pp. depleti, *xumai*)

Diagnose

Dieser Patient zeigt einen generalisierten Blut- und Yin-Mangel (depletio xue, *xuexu*/depletio yin, *yinxu*).

Die Seelen haben keine Behausung mehr und so wird der Geist (*shen*) und die Wanderseele (*hun*) nicht mehr genügend verankert. Es kommt zu Schlaflosigkeit und übermäßigem Träumen. Auch steigt das Yang ankerlos nach oben und außen und führt zu nächtlichen Schweißen.

Zusammenfassung der Diagnose

1. Blut-Yin-Mangel (depletio xue, *xuexu*/depletio yin, *yinxu*)

2. Beginnende Blut-Stase (Stase des Xue, *xueyu*)

Therapiestrategien

Die Säfte und Yin nähren, vorsichtig Qi und Blut (Xue) regulieren und den Geist (*shen*) beruhigen und verankern.

Akupunkturpunkte, die im Wechsel verwendet wurden

Ni 6 (R 6, *zhaohai*), Ni 3 (R 3, *taixi*), He 7 (C 7, *shenmen*), Ren 14 (Rs 14, *juque*), Ren 4 (Rs 4, *guanyuan*), Bl 15 (V 15, *xinshu*), Bl 43 (V 43, *gaohuangshu*), MP 6 (L 6, *sanyinjiao*), Du 19 (Rg 19, *houding*), N-HN-54 (*animon*) und M-HN-3 (*yintang*)

MP 6 (L 6, *sanyinjiao*) in Kombination mit Ni 6 (R 6, *zhaohai*) hat einen starken Effekt das Yin zu stärken und das Nieren-Yin zu nähren. Dies hilft dem Schlaf, besonders wenn dieser durch Yin gestört wird.

He 7 (C 7, *shenmen*) in Kombination mit Ni 3 (R 3, *taixi*) balanciert das Feuer und das Wasser durch Verwendung des *yuan*-Ursprungspunktes des FK Herz und FK Niere. Daher kann er viele Arten von Schlafstörungen behandeln, beruhigt den Geist (*shen*) und fördert den Schlaf.

Arzneimitteltherapie

Basisrezeptur

Die das Herz tonisierende Pille des Himmels-Herrscher (*Tian wang bu xin dan*)

Mit individueller Dosisanpassung:

Rehmanniae radix praeparata (*shudihuang*)	6 g
Ginseng radix (*renshen*)	1,5 g
Asparagi radix (*tianmendong*)	5 g
Ophiopogonis radix (*maimendong*)	6 g
Salviae radix (*danshen*)	4 g
Poria scleroticum (*fuling*)	6 g
Polygalae rhizoma (*yuanzhi*)	6 g
Angelicae sinensis radix (*danggui*)	5 g
Schizandrae fructus (*wuweizi*)	4 g
Biotae semen (*baiziren*)	6 g
Zizyphi semen (*suanzaoren*)	6 g
Platycodi radix (*jiegeng*)	4g
Margaritifera concha (*zhenzhumu*)	5g

7 Päckchen als Dekokt zubereitet [1]

Kommentar der Arzneimittelrezeptur

Hier werden zahlreiche Yin vermehrende Arzneien eingesetzt: Neben Rehmanniae radix praeparata (*shudihuang*), Asparagi radix (*tianmendong*), Ophiopogonis radix (*maimendong*) und Blut nährenden Mittel, die besonders das Herz-Blut nähren und den Geist beruhigen: Polygalae rhizoma (*yuanzhi*), Biotae semen (*baiziren*) und Zizyphi semen (*suanzaoren*). Schizandrae fructus (*wuweizi*) wirkt adstringierend und beugt weiteren Yin-Verlusten durch Nachtschweiße vor. Diese tiefgreifende Rezeptur habe ich bei dieser ausgeprägten Schlaflosigkeit ausgewählt, da gleichzeitig ein deutlicher geistiger Leistungsknick beklagt wurde.

Verlauf

Die Verschreibung wurde für zwei Wochen als Dekokt verabreicht und nach 14-tägigen Kontrollen jeweils für weitere 2 Wochen verlängert. Nach 4 Wochen war bereits eine deutliche Besserung des Schlafens zu verzeichnen. Dennoch habe ich die Verordnung mit kleineren Anpassungen über den Zeitraum von 3 Monaten gegeben. Der Patient berichtete während dieser Zeit auch, dass er eine Verbesserung seiner Merkfähigkeit und Konzentration beobachten konnte.

5.3 Kasuistik Nr. 3 (von Stefan Englert)

Beschwerdebild: Insomnie: Ein- und Durchschlafstörung, Erschöpfung, Durchfallneigung

52 jährige Patientin mit jahrelangen Durchschlafstörungen und mentaler Erschöpfung.

Typus: füllige Patientin, etwas aufgedunsener, teigiger Typ, leicht blass-welker Teint, wirkt nervös, unstrukturiert und grüblerisch.

Vorgeschichte

Seit Jahren Schlafstörungen und zunehmend schlechter werdende Konzentration am Tag sowie geschwächte Merkfähigkeit. Sie berichtet zudem von einem allgemeinen Erschöpfungsgefühl und einer ausgeprägten Tagesmüdigkeit sowie einer überwiegend bedrückten Stimmungslage.

Vorbehandlung

Bisherige Medikation: keine Benzodiazepine, jedoch regelmäßig pflanzliche Schlaftabletten bei Bedarf, die ihrer Ansicht nach aber keine wirkliche Linderung bringen.

Zeichen und Symptome zu Behandlungsbeginn

Sie klagt sowohl über Ein- als auch über Durchschlafschwierigkeiten. Der Schlaf ist unruhig, unterbrochen und wenig erholsam. Seit zwei Jahren besteht eine Neigung zu weichen, breiigen Stühlen und zur Gewichtszunahme.

Befunde

Zunge: Zungenkörper blass und leicht livide, gedunsen, angedeutete Zahneindrücke, Zungenbelag leicht vermindert

Puls: schlüpfrig (pp. lubrici, *huamai*), kraftlos (pp. depleti, *xumai*)

Diagnose

Diese Patientin zeigt einen kombinierten Qi- und Blut-Mangel (depletio des *qi* und *xue*), insbesondere in den FK Herz (o. cardialis, *xin*) und FK Milz (o. lienalis, *pi*). Die beginnende Blut-Stase könnte für die leicht bedrückte Grundstimmung mitverantwortlich sein und kann als Chronifizierungszeichen gewertet werden.

Zusammenfassung der Diagnose

1. Milz-Qi- und Herz- Blut-Mangel (depletio der oo. lienalis und cardialis *piqi xu* und *xin xuexu*).

2. Leichte Blut-Stase (*xueyu*)

Rezeptur

In die Mitte einfließendes Dekokt (*Gui pi tang*)

Ginseng radix (*renshen*)	3 g
Astragali radix (*huangqi*)	5 g
Atractylodis macrocephalae rhizoma (*baizhu*)	5 g
Poria scleroticum (*fuling*)	6 g
Angelicae sinensis radix (*danggui*)	5 g
Longan Arillus (*longyanrou*)	6 g
Zizyphi semen (*suanzaoren*)	8 g
Polygalae radix (*yuanzhi*)	7 g
Aucklandiae radix (*muxiang*)	5 g
Glycyrrhizae radix (*gancao*)	3 g
Ergänzt:	
Curcumae radix (*yujin*)	3g
Salviae miltiorrhizae radix (*danshen*)	3g
7 Päckchen als Dekokt zubereitet [1]	

Erläuterung der Rezeptur

Diese Rezeptur wurde noch um zwei Blut regulierende Arzneien erweitert: Curcumae radix (*yujin*) und Salviae miltiorrhizae radix (*danshen*). Beide weisen eine kühle Thermik und einen Bezug zum FK Herz (o. cardialis, *xin*) auf und sedieren den Geist (*shen*). Zusätzlich schaffen sie auch mehr „Raum" und erleichtern latente bedrückte Stimmungslagen.

Die Basisrezeptur besteht zur einen Hälfte aus Arzneien, die das Herz-Blut nähren und den Geist (*shen*) sedieren: Longan Arillus (*longyan rou*), Zizyphi semen (*suanzaoren*) und Polygalae rhizoma (*yuanzhi*). Zum anderen aus Milz-Qi tonisierenden Kräutern: Ginseng radix (*renshen*), Astragali radix (*huangqi*), Atractylodis macrocephalae rhizoma (*baizhu*) und Fu poria scleroticum (*fuling*). Die Milz stärkenden Arzneien, insbesondere Ginseng radix (*renshen*), verbessern auch die mentale Leistungsfähigkeit. Zusätzlich sedieren Ginseng radix (*renshen*) und Poria scleroticum (*fuling*) und unterstützen so die Sedativa.

Akupunkturpunkte, die im Wechsel verwendet wurden:

He 6 (C 6, *yinxi*), He 7 (C 7, *shenmen*), MP 6 (L 6, *sanyinjiao*), Ma 36 (S 36, *zusanli*), Bl 15 (V 15, *xinshu*), Bl 17 (V 17, *geshu*), Bl 43 (V 43, *gaohuangshu*), Bl 20 (V 20, *pishu*), Bl 62 (V 62, *shenmai*), Ren 15 (Rs 15, *jiuwei*) , Ren 14 (Rs 14, *juque*), Du 11 (Rg 11, *shendao*), Du 19 (Rg 19, *houding*), N-HN-54 (*anmian*), M-HN-3 (*yintang*)

Kombinationen

Bl 15 in Kombination mit Ren 14: Diese klassische Kombination des Rücken-*shu*- und *mu*-Punktes haben einen starken Effekt zur Stärkung der Organe, die mit dem *zang* verbunden sind. In diesem Fall hat die Kombination den Effekt, dass das Herz gestärkt und die Psyche beruhigt wird. Dies fördert den Schlaf.

MP 6 in Kombination mit Ma 36 kräftigt das Qi und Yin und beruhigt den Geist. Außerdem wird diese Kombination helfen, die Verdauung unterstützen und die Feuchtigkeit und Schleim auszuleiten.

He 7 in Kombination mit MP 6 stärkt das Herz und die Milz, während das Blut (Xue) belebt und der Geist (*shen*) beruhigt wird. Er beruhigt durch He 7 (C 7, *shenmen*) den Geist (*shen*) und spricht die meisten Aspekte der Mängel an, welche Schlafprobleme verursachen.

Bl 17 in Kombination mit Bl 19 - bekannt als *die Vier Blumen:* Diese Kombination hat die Fähigkeit, das Blut zu tonisieren und gleichzeitig Stagnation des Diaphragmas zu beseitigen. Sie ist somit wichtig für das richtige Funktionieren von Emotionen, die Umwandlung von *jing* und *shen* und fördert so einen erholsamen Schlaf.

Verlauf

Die Patientin bekam die Behandlung in der Kombination von Akupunktur und Arzneitherapie für 8 Wochen mit kleineren Anpassungen. Dabei wurden die Schlafstörungen deutlich besser. Ihre allgemeine Energie nahm merklich zu, ebenso wie die geistige Leistungsfähigkeit. Ihr Stuhlgang war nunmehr einmal täglich von normaler Konsistenz. Ihr Gewicht war mehr oder weniger unverändert. Dies wollte die Patientin selbst weiter angehen. Ihre Stimmungslage gab sie als deutlich positiver und optimistischer an.

6 Tipps für Patienten mit Schlafstörungen

6.1 Tipps für das Schlafen

Beidseitige Massage von Punkt Ni 1 (R 1, *yongquan*)

Dieser liegt auf der Sohle des Fußes zwischen der zweiten und dritten Metatarsale, ungefähr nach einem Drittel der Strecke zwischen der Basis des zweiten Zehs und der Ferse, in einer Vertiefung, wenn der Fuß plantar gebeugt wird. Massiere den Punkt vor dem zu Bett gehen oder platziere die Füße in einem heißen Wasserbad, um das exzessive Yang zu verwurzeln.

Meditation

Lege dich auf den Rücken, deine Hände ruhen auf dem Bauchnabel, der Fokus liegt auf der Atmung. Atme durch die Nase ein, halte die Luft für ein bis zwei Sekunden an und atme über den Mund wieder aus. Entspanne die Muskeln und leere deinen Geist. Der Fokus liegt nur auf der Atmung. Praktiziere dies täglich zur selben Zeit, am besten vor dem zu Bett gehen.

Vermeide Kaffee, Alkohol und Zigaretten

Alkohol, Zigaretten und Koffein werden als Stimulanzien betrachtet und stören den Schlaf.

Vermeide Mahlzeiten 3 Stunden vor dem zu Bett gehen

Das Essen von großen oder würzigen Mahlzeiten kann zu Verdauungsstörungen, Reflux und Sodbrennen führen. Dies kann das Einschlafen erschweren. Es ist gut, das Essen mindestens 3 Stunden vor dem Schlafen gehen zu beenden.

Trinke beruhigende Tees

Kamillentee kann das Verdauungssystem entspannen und den Schlaf fördern. Andere gute und beruhigende Tees sind Melisse, Salbei oder Baldrian.

Esse Nüsse und Samen

Paranüsse sind reich an Magnesium. Dieser Mineralstoff entspannt die Nerven und Muskeln. Ein Mangel an Magnesium wird mit verschiedenen Schlafstörungen, wie Schlaflosigkeit und unruhigen Beinen in Zusammenhang gebracht. Außerdem sind Mandeln, Cashews und Haselnüsse, Kürbis- und Sonnenblumensamen gut geeignet. Walnüsse sind eine gute Quelle für Tryptophan, eine schlaffördernde Aminosäure, welche Serotonin und Melatonin erzeugt. Eine kürzlich erfolgte Studie hat herausgefunden, dass Walnüsse eine eigene Quelle an Melatonin enthalten, welches hilft, schneller einzuschlafen.

Verwende Aromatherapie

Es gibt eine Reihe von Aromatherapie-Ölen, die das Einschlafen unterstützen. Melissen-Öl, Kamillen-Öl, Lavendel-Öl und Majoran können einzeln oder in Kombination für ein Bad, eine Massage oder als Duftspray im Raum verwendet werden.

Rezept für ein warmes Bad mit einer Kombination von Aromaölen:

- 6 Tropfen Kamillen-Öl
- 2 Tropfen Lavendel-Öl
- 2 Tropfen Limetten-Öl

Öl-Mix für die Massage vor dem Schlaf:

- 4 Tropfen Lavendel-Öl
- 4 Tropfen Mandarinen-Öl
- 3 Tropfen Muskat-Öl
- 2 Tropfen Zitronen-Öl
- 2 Tropfen Dill-Öl
- 15 ml Träger-Öl, z. B. Mandel-Öl

Bewegung/Sport – täglich mindestens 30 Minuten

Am besten sollte in den Morgenstunden geübt werden, da dies den Blutfluss ankurbelt und uns hilft wach und geistig konzentriert zu bleiben. Vermeide Übungen vor dem zu Bett gehen, da diese den Schlaf stören.

Halte regelmäßige Aufwach- und Schlafzeiten ein

Versuche täglich zur gleichen Zeit schlafen zu gehen und passe deine innere Uhr an diesen Rhythmus an.

Vermeide vor dem Schlafen gehen Fern zu sehen oder aggressive Musik zu hören, da dies eine Stimulanz und Aufregung für den Geist darstellt.

6.2 Tipps für das Einschlafen

Mache es dir bequem

Halte dein Schlafzimmer gelüftet, warm, ruhig und dunkel. Stelle sicher, dass dein Bett bequem ist und deinem Körper die nötige Unterstützung gibt. Das Schlafen mit einem Kissen zwischen deinen Beinen kann manchmal helfen Stress und/oder Schmerz zu reduzieren. Wenn du Magen- oder Rückenschmerzen hast, kann dies helfen, den Schlaf zu fördern.

Denke an Beruhigendes

Stelle dir vor, du machst es dir in einer Wolke gemütlich oder du schläfst unter den Sternen. Stelle dir einen ruhigen Ort vor (z. B. einen plätschernden Wasserfall, einen See, ein grünes Feld usw.).

Meditiere

Lege dich auf den Rücken, lass deine Hände auf deinem Bauchnabel ruhen und fokussiere deinen Atem. Atme durch die Nase ein, halte die Luft für ein bis zwei Sekunden an und atme über den Mund wieder aus. Entspanne die Muskeln, leere deinen Geist und bringe die Aufmerksamkeit auf deinen Atem.

Falls du nicht einschlafen kannst

Nutze dein Bett zum Schlafen. Wenn du nicht einschlafen kannst, verlasse dein Schlafzimmer und entspanne dich durch beruhigende Tätigkeiten wie Stricken, Malen, Lesen etc.

6.3 Tipps zum Durchschlafen

Schlafe auf einer komfortablen Matratze und Kissen

Deine Matratze bestimmt wie tief du schläfst und wie erholt du dich beim Aufwachen fühlst. Wenn es die richtige Matratze ist, wird sie deine Gesundheit schützen und eine schnelle Genesung bei Krankheit begünstigen. Eine gute Matratze kombiniert Weichheit und Härte. Verwende bequeme Kissen und vergewissere dich, dass dein Schlafzimmer attraktiv und einladend zum Schlafen ist.

Gestalte das perfekte Schlafzimmer

Gestalte deine perfekte Schlafumgebung, um ein einladendes und beruhigendes Schlafzimmer zu schaffen. Vergewissere dich, dass es ruhig und dunkel beim Schlafen ist.

7 Wissenschaftliche Studien

7.1 Studien zur Therapie von Insomnie – Behandlung mit Akupunktur

Acupuncture improves sleep in postmenopause in a randomized, double-blind, placebo-controlled study

Hachul H, Garcia TK, Maciel AL, Yagihara F, Tufik S, Bittencourt L.

Climacteric. 2013 Feb;16(1):36-40.

ABSTRACT

BACKGROUND: Insomnia increases in frequency as women approach and pass through menopause. Studies have not shown acupuncture efficacy for insomnia in postmenopausal women.

OBJECTIVES: The aim of this study was to evaluate the effectiveness of acupuncture therapy on sleep parameters, depression symptoms and quality of life in postmenopausal women with insomnia.

METHODS: This study included 18 postmenopausal women aged 50-67 years old. Participants had a body mass index ≤ 30 kg/m(2), presented a diagnosis of insomnia according to the DSM-IV criteria, had experienced at least 1 year of amenorrhea and had a follicle stimulating hormone level ≥ 30 mIU/ml. Participants were not using antidepressants, hypnotics or hormonal therapy. This study was randomized, double-blind and placebo-controlled. The sample was divided into two groups: acupuncture and 'sham' acupuncture. We performed ten sessions of acupuncture and 'sham' acupuncture during a period of 5 weeks. A polysomnography exam (PSG) and questionnaires (WHOQOL-BREF, Beck Depression Inventory and Pittsburgh Sleep Quality Index) were completed by all patients before and after the treatment period.

RESULTS: Anthropometric, polysomnographic, and questionnaire data were similar among the groups at baseline. Comparison of baseline and post-treatment data of the acupuncture group showed that treatment resulted in significantly lower scores on the Pittsburgh Questionnaire and an improvement in psychological WHOQOL. The acupuncture group had a higher percentage of the N3 + 4 stage than the sham group in PSG findings.

CONCLUSION: Acupuncture was effective in improving reported sleep quality and quality of life in postmenopausal women with insomnia.

Acupuncture for the treatment of insomnia

Zhao K.

Department of Natural Sciences, Middlesex University London, The Burroughs, Hendon, London, United Kingdom. Electronic address: k.zhao@mdx.ac.uk.

Int Rev Neurobiol. 2013; 111:217-34

ABSTRACT

Insomnia appears to be a fast-spreading problem in the modern days, which not only affects people's living quality but also impairs people's working efficiency even causing disability. Pharmacological treatment is effective but frequently with significant side effects. Acupuncture is traditionally used for the treatment of insomnia in China and now is widely accepted in the Western countries. Many research works on clinical applications of acupuncture in the treatment of insomnia and the potential mechanisms underlying the acupuncture treatment have been reported. This chapter will try to provide a systematic review on the research findings.

A number of clinical studies, mainly randomized controlled clinical trials, have shown positive effects in acupuncture treatment of insomnia. Some of the studies demonstrated that acupuncture treatment appeared to be better than conventional pharmacological drugs in the improvement of insomnia. These encouraging findings are limited by the qualities problems of the methodology used in these clinical studies.

The clinical efficacy of acupuncture appeared to be supported by evidence obtained from basic neuroendocrinological studies. A number of studies have demonstrated that acupuncture may modulate a wide range of neuroendocrinological factors following stimulation of acupoints. Evidence has suggested that the clinical efficacy of acupuncture in treatment of insomnia is potentially mediated by a variety of neurotransmitters including norepinephrine, melatonin, gamma-aminobutyric acid, and β-endorphin. However, due to the complexity, these findings are far from conclusive. More research is necessary. More rigors methodology and integrated approach to evaluate both clinical and basic research evidence are required for future studies.

Effects of acupuncture treatment on depression insomnia: a study protocol of a multicenter randomized controlled trial

Chen YF, Liu JH, Xu NG, Liang ZH, Xu ZH, Xu SJ, Fu WB.

2013 Jan 3;14:2.

ABSTRACT

BACKGROUND: More than 70% of patients with depression who see their doctors experience insomnia. Insomnia treatment is a very important link for depression treatment. Furthermore, antidepression treatment is also important for depression insomnia. In acupuncture, Lu 7 (*lieque*) and Kid-6 (*zhaohai*), which are two of the eight confluence points in meridian theory, are used as main points. An embedded needle technique is used, alternately, at two groups of points to consolidate the treatment effect. These two groups of points are Bl 15 (V 15, *xinshu*) with Bl 23 (*shenshu*) and Bl 19 (V 19, *danshu*) with N-HN-54 (*anmian*). The effectiveness of these optimized acupuncture formulas is well proven in the practice by our senior acupuncturists in Guangdong Provincial Hospital of TCM. This study has been designed to examine whether this set of optimized clinical formulas is able to increase the clinical efficacy of depression insomnia treatment.

METHODS: In this randomized controlled multicenter trial, all the eligible participants are diagnosed with depression insomnia. All participants are randomly assigned to one of two groups in a ratio of 1:1 and receive either conventional acupuncture treatment or optimized acupuncture treatment. Patients are evaluated using the Pittsburgh Sleep Quality Index (PSQI) and the Hamilton rating scale (HAMD) for depression. The use of antidepression and hypnotics drugs is also considered. Results are obtained at the start of treatment, 1 and 2 months after treatment has begun, and at the end of treatment. The entire duration of the study will be approximately 36 months.

DISCUSSION: A high quality of trial methodologies is utilized in the study, and the results may provide better evidence for the effectiveness of acupuncture as a treatment for depression insomnia. The optimized acupuncture formula has potential benefits in increasing the efficacy of treating depression insomnia.

Differential activation patterns of FMRI in sleep-deprived brain: restoring effects of acupuncture

Gao L, Zhang M, Gong H, Bai L, Dai XJ, Min Y, Zhou F.

Evid Based Complement Alternat Med. 2014;2014:465760. doi: 10.1155/2014/465760. Epub 2014 Jun 15.

ABSTRACT

Previous studies suggested a remediation role of acupuncture in insomnia, and acupuncture also has been used in insomnia empirically and clinically. In this study, we employed fMRI to test the role of acupuncture in sleep deprivation (SD). Sixteen healthy volunteers (8 males) were recruited and scheduled for three fMRI scanning procedures, one following the individual's normal sleep and received acupuncture SP 6 (NOR group) and the other two after 24 h of total SD with acupuncture on SP 6 (SD group) or sham (Sham group). The sessions were counterbalanced approximately two weeks apart. Acupuncture stimuli elicited significantly different activation patterns of three groups. In NOR group, the right superior temporal lobe, left inferior parietal lobule, and left postcentral gyrus were activated; in SD group, the anterior cingulate cortex, bilateral insula, left basal ganglia, and thalamus were significantly activated while, in Sham group, the bilateral thalamus and left cerebellum were activated. Different activation patterns suggest a unique role of acupuncture on SP 6 in remediation of SD. SP 6 elicits greater and anatomically different activations than those of sham stimuli; that is, the salience network, a unique interoceptive autonomic circuit, may indicate the mechanism underlying acupuncture in restoring sleep deprivation.

Efficacy of acupuncture for primary insomnia: a randomized controlled clinical trial

Guo J, Wang LP, Liu CZ, Zhang J, Wang GL, Yi JH, Cheng JL.

Evid Based Complement Alternat Med. 2013;2013:163850. doi: 10.1155/2013/163850. Epub 2013 Sep 18.

ABSTRACT

OBJECTIVES: To investigate the six-week influence of acupuncture on sleep quality and daytime functioning in primary insomnia.

METHODS: The study was a double-dummy, single-blinded, randomized, placebo-controlled clinical trial. A total of 180 patients with primary insomnia were randomly assigned to 3 groups: verum group underwent verum acupuncture plus placebo; estazolam group underwent estazolam plus sham acupuncture; sham group underwent sham acupuncture plus placebo. The outcome was measured by Pittsburgh Sleep Quality Index (PSQI), Epworth Sleepiness Scale (ESS), and the 36-item short-form health survey (SF-36).

RESULTS: The three groups showed significant improvement compared with the pretreatment baseline. Compared with the other two groups, the verum group reported improved sleep quality (SQ) and vitality (VT), decreased daytime dysfunction (DD) and sleepiness (ESS score). The differences were kept from the treatment period to the end of the trial.

DISCUSSION: Verum acupuncture appeared to be more effective in increasing sleep quality and daytime functioning than sham acupuncture and estazolam. Trial Registration. The trial is registeded with ClinicalTrials.gov ISRCTN12585433.

Curative effect of acupuncture and moxibustion on insomnia: a randomized clinical trial

Gao X, Xu C, Wang P, Ren S, Zhou Y, Yang X, Gao L.

J Tradit Chin Med. 2013 Aug;33(4):428-32.

ABSTRACT

OBJECTIVE: To observe the effect of acupuncture and moxibustion on insomnia and explore its mechanism.

METHODS: One hundred and twenty patients were randomly divided into an experiment group and a control group. Sixty patients in the experiment group were treated once a day with acupuncture at *baihui* (GV 20), *sishencong* (EX-HN 1), *shenmai* (V 62), and *zhaohai* (KI 6) and with moxibustion at *baihui* (GV 20) and *sishencong* (EX-HN 1). Sixty patients in the control group were acupunctured once a day at *shenmen* (HT 7), *neiguan* (Pc 6), and *sanyinjiao* (SP 6). The Pittsburgh Sleep Quality Index (PSQI) was used to compare sleep improvement between the two groups.

RESULTS: The total effective rate was 87.7% in the experiment group and 76.3% in the control group. The PSQI scores and the total score were lower after treatment than before treatment in both groups. However, the reduction in the experiment group was greater than that in the control group in sleeping quality, time to fall asleep, sleeping disorder, and daytime function ($P < 0.05$).

CONCLUSION: Acupuncture and moxibustion at *baihui* (GV 20), *sishencong* (EX-HN 1), *shenmai* (V 62), and *zhaohai* (KI 6) significantly improved insomnia symptoms in the experiment group compared with the control group.

The Effects of Acupuncture Treatment on Sleep Quality and on Emotional Measures among Individuals Living with Schizophrenia: A Pilot Study

Reshef A, Bloch B, Vadas L, Ravid S, Kremer I, Haimov I.

Sleep Disord. 2013;2013:327820. doi: 10.1155/2013/327820. Epub 2013 Sep 3.

ABSTRACT

PURPOSE: To examine the effects of acupuncture on sleep quality and on emotional measures among patients with schizophrenia.

METHODS: Twenty patients with schizophrenia participated in the study. The study comprised a seven-day running-in no-treatment period, followed by an eight-week experimental period. During the experimental period, participants were treated with acupuncture twice a week. During the first week (no-treatment period) and the last week of the experimental period, participants filled out a broad spectrum of questionnaires and their sleep was continuously monitored by wrist actigraph.

RESULTS: A paired-sample t-test was conducted comparing objective and subjective sleep parameters manifested by participants before and after sequential acupuncture treatment. A significant effect of acupuncture treatment was observed for seven objective sleep variables: sleep onset latency, sleep percentage, mean activity level, wake time after sleep onset, mean number of wake episodes, mean wake episode and longest wake episode. However, no significant effects of acupuncture treatment were found for subjective sleep measures. Likewise, the results indicate that acupuncture treatment improved psychopathology levels and emotional measures, that is, depression level and anxiety level.

CONCLUSION: Overall, the findings of this pilot study suggest that acupuncture has beneficial effects as a treatment for insomnia and psychopathology symptoms among patients with schizophrenia.

A systematic review of the effects of acupuncture in treating insomnia

Huang W, Kutner N, Bliwise DL.

VA Medical Center at Atlanta, Department of Physical Medicine and Rehabilitation, Emory University School of Medicine, 1670 Clairmont Road, Decatur, GA 30033, USA.

Sleep Med Rev. 2008 Dec 19.

To examine the extent to which research supports the use of acupuncture in treating insomnia, a systematic review was conducted that included not only clinical trials, but also case series in both English and Chinese literature. Thirty studies were included in the review, 93% of which showed positive treatment effects of acupuncture in improving various aspects of sleep. Although acupuncture has been demonstrated to be safe and holds great potential to be an effective treatment modality for insomnia, the evidence is limited by the quality of these studies and mixed results from those with sham (or unreal treatment) controls. Of the thirty studies, twelve were clinical trials with only three double-blinded. Only five used sham controls, and of these, four showed statistically significant differences favoring real treatments; however, none evaluated the adequacy of sham assignment. Three studies used actigraphy or polysomnography as objective outcome measures. The considerable heterogeneity of acupuncture techniques and acupoint selections among all studies made the results difficult to compare and integrate. High-quality randomized clinical trials of acupuncture in treating insomnia, with proper sham and blinding procedures will be required in the future. This review highlights aspects of acupuncture treatments important to guide future research and clinical practice.

PMID: 19097814

Acupuncture for insomnia

Cheuk DKL, Yeung WF, Chung KF, Wong V.

Cochrane Database of Systematic Reviews 2007, Issue 3. Art. No.: CD005472. DOI: 10.1002/14651858.CD005472.pub2.

ABSTRACT

BACKGROUND: Although conventional non-pharmacological and pharmacological treatments for insomnia are effective in many people, alternative therapies such as acupuncture are still widely practiced. However, it remains unclear whether the existing evidence is rigorous enough to support its use.

OBJECTIVES: To determine the efficacy and safety of acupuncture in people with insomnia.

SEARCH STRATEGY: We searched the Cochrane Central Register of Controlled Trials (CENTRAL), MEDLINE, EMBASE, PsycINFO, Dissertation Abstracts International, CINAHL, AMED (the Allied and Complementary Medicine Database), TCMLARS (Traditional Chinese Medical Literature Analysis and Retrieval System), National Center for Complementary and Alternative Medicine, the National Institute of Health Clinical Trials Database, the Chinese Acupuncture Trials Register, the Trials Register of the Cochrane Complementary Medicine Field, from inception to 2006, and the sleep bibliography, which is available at www.websciences.org/bibliosleep. We searched reference lists of retrieved articles, and contacted trial authors and experts in the field for information on ongoing/completed trials.

SELECTION CRITERIA: Randomised controlled trials evaluating any form of acupuncture involving participants of any age with any type of insomnia were included. Included trials compared acupuncture with placebo or sham or no treatment, or acupuncture plus other treatments compared with the same other treatments. Trials that compared only acupuncture methods or compared acupuncture alone against other treatments alone were excluded, since they did not yield the net effect of acupuncture.

DATA COLLECTION AND ANALYSIS: Two review authors independently extracted data and assessed quality according to a set of criteria for risk of selection bias, performance bias, attrition bias and detection bias. Relative risk (RR) and standardised mean difference (SMD) with 95% confidence intervals were used for binary and continuous outcomes respectively. Data were combined in meta-analyses (on an intention-to-treat basis), where more than one trial without significant clinical heterogeneity presented the same outcome.

RESULTS: Seven trials met the inclusion criteria. The studies included 590 participants with insomnia, of whom 56 dropped out. Participant age ranged from 15 to 98 years, and the duration of insomnia varied from 6 months to 19 years. Co-existing medical conditions contributing to insomnia included stroke, end-stage renal disease and pregnancy. Apart from conventional needle acupuncture, different variants of acupuncture such as acupressure, auricular magnetic and seed therapy, and transcutaneous electrical acupoint stimulation (TEAS) were evaluated. Meta-analysis was limited because of considerable heterogeneity between comparison groups and between outcome measures. Based on the findings from individual trials, the review suggested that acupuncture and acupressure may help to improve sleep quality scores when compared to placebo (SMD = -1.08, 95% CI = -1.86 to -0.31, p=0.006) or no treatment (SMD -0.55, 95% CI = -0.89 to -0.21, p=0.002). TEAS also resulted in better sleep quality score in one trial (SMD = -0.74, 95% CI = -1.22 to -0.26, p=0.003). However, the efficacy of acupuncture or its variants was inconsistent between studies for many sleep parameters, such as sleep onset latency, total sleep duration and wake after sleep onset. The combined result from three studies reporting subjective insomnia improvement showed that acupuncture or its variants was not more significantly effective than control (RR = 1.66, 95% CI = 0.68 to -4.03) and significant statistical heterogeneity was observed. Only one study reported an adverse event, with one out of 16 patients (6.3%) withdrawing from acupuncture because of pain.

CONCLUSIONS: The small number of randomised controlled trials, together with the poor methodological quality and significant clinical heterogeneity, means that the current evidence is not sufficiently extensive or rigorous to support the use of any form of acupuncture for the treatment of insomnia. Larger high quality clinical trials employing appropriate randomisation concealment and blinding with longer follow-up are needed to further investigate the efficacy and safety of acupuncture for the treatment of insomnia.

Role of acupuncture in the treatment of insomnia: A comprehensive review

Kalavapalli R, Singareddy R.

Department of Psychiatry-H073, Penn State University College of Medicine, 500 University Drive, P.O. Box 850, Hershey, PA 17033, USA.

Complement Ther Clin Pract. 2007 Aug;13(3):184-93. Epub 2007 Apr 6.

Insomnia is a common sleep disorder with devastating socioeconomic consequences. Even though there are pharmacological and behavioral treatments for insomnia, most of the patients are treated with medications. However, the long-term use of medications to treat insomnia is questioned and has potential side effects. More and more Americans are seeking complementary/alternative treatments for many conditions including insomnia and there are anecdotal reports/case series of use of acupuncture in treating insomnia. To examine critically the role of acupuncture in treatment of insomnia, we performed a systematic review of published literature. Among the selected studies for review many were clinical case series and few open or randomized clinical trails. Even though several of these studies did not clarify the nature of insomnia (primary vs. secondary), it seemed that many of the subjects enrolled in these studies had co-morbid other psychiatric (depression or anxiety disorders) and/or medical conditions (Hemodialysis, Stroke, Pregnancy). Except for few, several of these studies had methodological limitations. Despite the limitations of the reviewed studies, all of them consistently indicate significant improvement in insomnia with acupuncture. Further methodologically strong, randomized controlled studies with large sample size are needed to assess the usefulness of acupuncture in treatment of insomnia and explore the possible mechanisms underlying the effects of acupuncture on sleep and sleep disorders.

The needle-rolling therapy for treatment of non-organic chronic insomnia in 90 cases

Huang LS, Wang DL, Wang CW, Hu YP, Zhou JW, Li N.

J Tradit Chin Med. 2009 Mar;29(1):19-23.

ABSTRACT

OBJECTIVE: To evaluate the therapeutic effects of needle-rolling therapy for chronic insomnia.

METHODS: In the present multi-central randomly controlled clinical study, 180 cases of chronic insomnia were randomly divided into the following two groups, a treatment group (90 cases) treated by the needle-rolling therapy and a control group (90 cases) treated with clonopin. The treatment course for both the two groups was 4 weeks. The therapeutic effects were evaluated based on improvement of the TCM symptoms and the Pittsburgs's sleep-quality index (PSQI).

RESULTS: After treatment, there were significant differences between the two groups in the effective rate ($P<0.05$), and in the total score of PSQI and in the scores of the 4 sub-items, i.e. sleep-quality, sleep-efficiency, hypnotic and daytime function ($P<0.05$). Although there was no significant difference between the two groups in the effective rate after a 3-month follow-up period, significant differences still existed in the 3 sub-items of sleep-efficiency, hypnotic, and daytime function of the PSQI ($P<0.05$).

CONCLUSION: As compared with hypnotics of the second generation, the needle-rolling therapy may show better therapeutic effects for chronic insomnia patients.

Professor Chen Quan-xin's experience for treatment of insomnia: regulating spirit and quieting heart to help sleep

[Article in Chinese]

Wang C, Ma BR, Li Y, Kui Y, Zhang SH, Chen XH.

Zhongguo Zhen Jiu. 2013 Jul;33(7):637-9.

ABSTRACT

This article describes the experiences of professor Chen Quan-xin, an old famous TCM doctor, in the treatment of insomnia. He believes that insomnia stems from incoordination between nutrient qi and defensive qi and deficient cultivation of cardiac spirit, and treatment of insomnia need to regulate spirit and quiet heart coherently. Painless acupuncture method of Chen's flying needling is adopted including to select *shenmen* (HT 7), *sanyinjiao* (SP 6) and *anmian* (Extra) as the main points and take special needling technique and grading reinforcing and reducing manipulations. During treatment, he pays attention to understanding patients' psychological and mental status through „watching one's expressions and weighing his words carefully".

7.2 Studien zur Therapie von Insomnie – Behandlung mit chinesischer Arzneitherapie

Chinese herbal medicine for insomnia: a systematic review of randomized controlled trials

Yeung WF, Chung KF, Poon MM, Ho FY, Zhang SP, Zhang ZJ, Ziea ET, Wong VT.

Sleep Med Rev. 2012 Dec;16(6):497-507.

ABSTRACT

Chinese herbal medicine (CHM), either in single herb or in herbal formula, has been used to treat insomnia for more than 2000 years. A systematic review including Chinese and English literature of randomized controlled trials was conducted to examine the efficacy, safety, and composition of CHM for insomnia. Among the 217 studies we have reviewed, only eight had a Jadad score ≥3, and seven out of these eight studies had at least one domain with high risks of bias. Meta-analyses of the studies with Jadad score ≥3 found that CHM was similar to Western medication (three studies) and placebo (three studies) in treating insomnia. Due to the poor methodological quality of the studies and the small number of trials included in meta-analyses, the current evidence is insufficient to support the efficacy of CHM for insomnia. The frequency of adverse events associated with CHM was similar to that of placebo, but lower than with Western medication. *Gui pi tang* was the most commonly used standardized formula, while *Suan zao ren* (Ziziphus jujuba) was the most frequently used single herb. Further studies with a double-blind placebo-controlled design are needed to accurately determine the benefits and risks of CHM for insomnia.

Prescriptions of Chinese Herbal Medicines for Insomnia in Taiwan during 2002

Chen FP, Jong MS, Chen YC, Kung YY, Chen TJ, Chen FJ, Hwang SJ.

Center for Traditional Medicine, Taipei Veterans General Hospital, Taiwan.

Evid Based Complement Alternat Med. 2011;2011:236341.

ABSTRACT

Chinese herbal medicine (CHM) has been commonly used for treating insomnia in Asian countries for centuries. The aim of this study was to conduct a large-scale pharmaco-epidemiologic study and evaluate the frequency and patterns of CHM use in treating insomnia. We obtained the traditional Chinese medicine (TCM) outpatient claims from the National Health Insurance in Taiwan for the year 2002. Patients with insomnia were identified from the diagnostic code of International Classification of Disease among claimed visiting files. Corresponding prescription files were analyzed, and an association rule was applied to evaluate the co-prescription of CHM. Results showed that there were 16 134 subjects who visited TCM clinics for insomnia in Taiwan during 2002 and received a total of 29 801 CHM prescriptions. Subjects between 40 and 49 years of age comprised the largest number of those treated (25.3%). In addition, female subjects used CHMs for insomnia more frequently than male subjects (female : male = 1.94 : 1). There was an average of 4.8 items prescribed in the form of either an individual Chinese herb or formula in a single CHM prescription for insomnia. *Shou wu teng* (Polygonum multiflorum) was the most commonly prescribed single Chinese herb, while *Suan zao ren tang* was the most commonly prescribed Chinese herbal formula. According to the association rule, the most commonly prescribed CHM drug combination was Suan-zao-Ren tang plus *Long dan xie gan tang*, while the most commonly prescribed triple drug combination was *Suan zao ren tang*, Albizia julibrissin, and P. multiflorum. Nevertheless, further clinical trials are needed to evaluate the efficacy and safety of these CHMs for treating insomnia.

Exploring effective core drug patterns in primary insomnia treatment with Chinese herbal medicine: study protocol for a randomized controlled trial

Yan S, Zhang R, Zhou X, Li P, He L, Liu B.

Trials. 2013 Feb 28;14:61. doi: 10.1186/1745-6215-14-61.

ABSTRACT

BACKGROUND: Chinese herbal medicine is one of the most popular Chinese medicine (CM) therapies for primary insomnia. One of the important characteristics of CM is that different Chinese clinicians give different prescriptions even for the same patient. However, there must be some fixed drug patterns in every clinician's prescriptions. This study aims to screen the effective core drug patterns in primary insomnia treatment of three prestigious Chinese clinicians.

METHODS: A triple-blind, randomized, placebo-controlled, parallel-group clinical trial will be performed. Three clinicians will diagnose and treat every eligible patient individually and independently, producing three prescriptions from three clinicians for every patient. Patients will equally be randomized to one of four groups - medical group A, medical group B, medical group C, or placebo group - and observed for efficacy of treatment. The sample will include primary insomnia patients meeting DSM IV-TR criteria, Spiegel scale score >18, and age 18 to 65 years. A sequential design is employed. Interim analysis will be conducted when between 80 and 160 patients complete the study. The interim study could be stopped and treated as final if a statistically significant difference between treatment and placebo groups can be obtained and core effective drug patterns can be determined. Otherwise, the study continues until the maximum sample size reaches 300. Treatment of the CM group is one of three Chinese clinicians' prescriptions, who provide independently prescriptions based on their own CM theory and the patient's disease condition. Assessment will be by sleep diary and Pittsburgh sleep quality index, and CM symptoms and signs will be measured. Primary outcome is total sleep time. Assessment will be carried out at the washout period, weeks 1, 2, 3, and 4 and 4th week after the end of treatment. Effectiveness analysis will be per intent to treat. A multi-dimension association rule and scale-free networks method will be used to explore the effective core drug patterns.

DISCUSSION: The effective core drug patterns will be found through analyzing several prestigious CM clinicians' treatment information. Screening the effective core drug patterns from prestigious clinicians can accelerate the development of new CM drugs.

Efficacy and safety of Suanzaoren decoction for primary insomnia: a systematic review of randomized controlled trials

Xie CL, Gu Y, Wang WW, Lu L, Fu DL, Liu AJ, Li HQ, Li JH, Lin Y, Tang WJ, Zheng GQ.

BMC Complement Altern Med. 2013 Jan 22;13:18.

ABSTRACT

BACKGROUND: Insomnia is a widespread human health problem, but there currently are the limitations of conventional therapies available. Suanzaoren decoction (SZRD) is a well known classic Chinese herbal prescription for insomnia and has been treating people's insomnia for more than thousand years. The objective of this study was to evaluate the efficacy and safety of SZRD for insomnia.

METHODS: A systematic literature search was performed for 6 databases up to July of 2012 to identify randomized control trials (RCTs) involving SZRD for insomniac patients. The methodological quality of RCTs was assessed independently using the Cochrane Handbook for Systematic Reviews of Interventions.

RESULTS: Twelve RCTs with total of 1376 adult participants were identified. The methodological quality of all included trials are no more than 3/8 score. Majority of the RCTs concluded that SZRD was more significantly effective than benzodiazepines for treating insomnia. Despite these positive outcomes, there were many methodological shortcomings in the studies reviewed, including insufficient information about randomization generation and absence of allocation concealment, lack of blinding and no placebo control, absence of intention-to-treat analysis and lack of follow-ups, selective publishing and reporting, and small number of sample sizes. A number of clinical heterogeneity such as diagnosis, intervention, control, and outcome measures were also reviewed. Only 3 trials reported adverse events, whereas the other 9 trials did not provide the safety information.

CONCLUSIONS: Despite the apparent reported positive findings, there is insufficient evidence to support efficacy of SZRD for insomnia due to the poor methodological quality and the small number of trials of the included studies. SZRD seems generally safe, but is insufficient evidence to make conclusions on the safety because fewer studies reported the adverse events. Further large sample-size and well-designed RCTs are needed.

The involvement of serotonin receptors in suanzaorentang - induced sleep alteration

Yi PL, Lin CP, Tsai CH, Lin JG, Chang FC.

J Biomed Sci. 2007 Nov;14(6):829-40. Epub 2007 Jul 27.

ABSTRACT

Sedative-hypnotic medications, including benzodiazepines and non-benzodiazepines, are usually prescribed for the insomniac patients; however, the addiction, dependence and adverse effects of those medications have drawn much attention. In contrast, suanzaorentang, a traditional Chinese herb remedy, has been efficiently used for insomnia relief in China, although its mechanism remains unclear. This study was designed to further elucidate the underlying mechanism of suanzaorentang on sleep regulation. One ingredient of Zizyphi semen (*suanzaoren*), exhibits binding affinity for serotonin (5-hydroxytryptamine, 5-HT) receptors, 5-HT(1A) and 5-HT(2), and for GABA receptors. Our previous results have implicated that GABA(A) receptors, but not GABA(B), mediate suanzaorentang-induced sleep alteration. In current study we further elucidated the involvement of serotonin. We found that high dose of suanzaorentang (4 g/kg/2 ml) significantly increased non-rapid eye movement sleep (NREMS) when comparing to that obtained after administering starch placebo, although placebo at dose of 4 g/kg also enhanced NREMS comparing with that obtained from baseline recording. Rapid eye movement sleep (REMS) was not altered. Administration of either 5-HT(1A) antagonist (NAN-190), 5-HT(2) antagonist (ketanserin) or 5-HT(3) antagonist (3-(4-Allylpiperazin-1-yl) -2-quinoxalinecarbonitrile) blocked suanzaorentang-induced NREMS increase. These results implicate the hypnotic effect of suanzaorentang and its effects may be mediated through serotonergic activation, in addition to GABAergic system.

Literaturhinweise von Yair Maimon

Andrew Ellis, Nigel Wiseman, Ken Boss. Grasping The Wind. An exploration into the meaning of Chinese acupuncture point names. Taos: Paradigm Publications; 1989

Hamid Montakab. Acupuncture for Insomnia Sleep and Dreams in Chinese Medicine. New York: Thieme; 2012

Claude Larre, Elisabeth Rochat De La Vallee. The Eight Extra Ordinary Meridians. King's Lynn: Monkey Press; 1997

Wang Ju-Yi, J. D. Robertson. Applied Channel Theory in Chinese Medicine Wang Ju-Yi's Lectures on Channel Therapeutics. Seattle: East Press; 2008

Jeremy Ross. Acupuncture Point Combinations The Key to Clinical Success. Philadelphia: Churchill Livingstone; 1998

Henry C. Lu ph. D. A Complete Translation of the Yellow Emperor's Classic of Internal Medicine and the Difficult Classic. Vancouver: International College of Traditional Chinese Medicine of Vancouver; 2004

Will Maclean, Jane Lyttleton. Clinical Handbook of Internal Medicine The Treatment of Disease with Traditional Chinese Medicine Volume 1: Lung Kidney Liver Heart. 2nd ed. Campbeltown: University of Western Sydney; 2000

Zhanwen Liu, Liang Liu Essentials of Chinese Medicine. London: Springer Verlag; 2009

Angela Hicks, John Hicks, Peter Mole. Five Element Constitutional Acupuncture. 2nd ed. London: Churchill Livingstone Elsevier; 2011

Giovanni Maciocia. The Practice of Chinese Medicine. London: Churchill Livingstone; 1994

Peter Deadman, Mazin Al-Khafaji with Kevin Baker. A Manual of Acupuncture. Hove: Journal of Chinese Medicine Publications; 2007

Literaturhinweise von Gali Stoffman

Shou-chuan W., Wiao-Wong J.M., Xia Z., Pediatrics in Chinese Medicine. PMPH, 2012

Scott J., Barlow T., Acupuncture in the Treatment of Children. Eastland Press, 1999

Rossi E., Pediatrics in Chinese Medicine. Donica Publishing LTD, 2011

Shanghai College of TCM, Pediatrics in Traditional Chinese Medicine. Shanghai Science and Technology Press, 1979

Flaws B., A Handbook of TCM Pediatrics. Blue Poppy Press, 1997

Montakab H., Acupuncture for Insomnia - Sleep and Dreams in Chinese Medicine. Thieme 2012

Deadman P., Al-Khafaji M., Baker K., A Manual of Acupuncture, Journal of Chinese Medicine Publications, 2007

Jing–Nuan W. (trans.), Ling Shu or The Spiritual Pivot, Taoist center press, 2011

Maoshing N. (trans.), The Yellow Emperor's Classic of Medicine, Shambhala Publications, 1995

McMillan J. A., Oski's Pediatrics: Principles and Practice. Lippincott Williams & Wilkins, 2006

Index

Rezepturen

A

B

C

D

E

Bildnachweis